ようこそ もくよう亭へ

高齢者のための四季のバランスメニュー

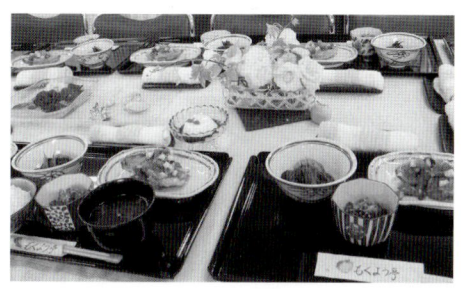

NPO法人 健康食生活サポートチーム

〈杉並区在住　管理栄養士・栄養士〉

梅田　昭子

江頭きく子

大山　祥子

小黒　純子

佐藤　のぶ

関根　宣子

伊達穂津枝

田上久美子

吉倉　照江

（50音順）

学建書院

はじめに

　日本人の食生活は、この半世紀で驚くほどの向上をみせ、いわゆる「飽食の時代」を招来しました。反面、その飽食こそが現代人を蝕む「生活習慣病」の温床となっていることも明らかで、しかも「生活習慣病」は年々増加の一途をたどっています。これには運動不足、ストレスなども関係しますが、やはり食生活の偏りが大きな原因となっています。

　このような状況のなかで、私達は望ましい食生活の普及を通じて、地域の人達の生活習慣病予防に役立ちたいと、1999年、杉並区在住の管理栄養士・栄養士の有志で、「すずの会」を発足させました。2000年、第47回日本栄養改善学会において「食品の選び方による脂肪酸の割合の変化」についての研究発表を皮切りに、2002年には、杉並区地域福祉活動支援事業としての助成を受けて、「会食会」「健康講座」「料理講習会」などの活動を展開してきました。そして2005年3月、特定非営利活動法人として認証され、「NPO法人健康食生活サポートチーム」としてさらに幅広い活動をめざしています。

　活動の1つである会食会「もくよう亭」は、"楽しく食べて健康づくり"をスローガンに、毎月3回、木曜日に開催しています。ここでは、「栄養バランスのとれた1食（昼食）」を食べることにより、「望ましい食事」の体験学習をしていただいております。併せて、「献立の説明」「主食・主菜・副菜の組み合わせ方」「減塩の工夫」など、具体的に食情報を提供し、希望者には栄養相談も行っています。

　「もくよう亭」はまた、外出の機会の少ない人達の社会参加を促し、ともに楽しく食事をすることで、お互いの交流と親睦をはかる場ともなっています。参加者の方々からは、「食欲がでて、元気になった」「バランスよく食べるようになった」「薄味の食事になった」などの声が聞かれます。生き生きと満足された表情で帰られる姿は、私達の明日への意欲と活力の糧となっております。

　ここに、「もくよう亭」で大変好評だった、簡単で、おいしく、栄養バランスのとれた「1食分の献立」を、ヘルシーな「季節のデザート」を添えて一冊にまとめました。管理栄養士・栄養士、調理師、ホームヘルパーなど高齢者の食事づくりに携わる方々に、また、家庭での手引書としても、ぜひご活用いただきたいと願っております。

　本書の刊行にあたり、お力添えを賜りました元東京家政学院短期大学教授後藤玲子先生、学建書院の方々に厚くお礼を申し上げます。また、「もくよう亭」の会食会にご参加くださり、貴重なご意見を頂戴しました皆様に心から感謝申し上げます。

2006年11月

NPO法人 健康食生活サポートチーム
代表　江頭きく子

もくじ

はじめに ● iii

高齢者と食事

◆高齢期の健康を支える食生活 — 1
◆食事づくりの実際 — 2
  1　推定エネルギー必要量及びたんぱく質・脂質の目標量の設定 — 2
    ・推定エネルギー必要量 — 2
    ・たんぱく質の食事摂取基準 — 2
    ・総脂質の食事摂取基準 — 2
  2　1日にとりたい食品のめやす量（食品構成）の作成 — 3
  3　献立作成 — 4
  4　調理の工夫 — 6
◆本書の特徴とつかい方 — 7
  1　対象者について — 7
  2　構成と特徴 — 7
  3　数量表示について — 8
  4　活用と応用 — 8

春・夏・秋・冬の献立一覧表 — 9

季節の献立

春の献立 — 11
  春のデザート — 33

夏の献立 — 35
  夏のデザート — 57

秋の献立 — 59
  秋のデザート — 81

冬の献立 — 83
  冬のデザート — 105

索引 — 107

高齢者と食事

高齢期の健康を支える食生活

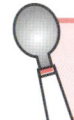 

高齢者の定義

　高齢者は、形態的・生理機能的変化の個人差が非常に大きく定義が難しいのですが、一応の目安として次のように分類されています。年齢区分にとらわれず、個々の心身の状態をよく把握した対応が求められます。

● 世界保健機関（WHO）
　高齢者　　65歳以上
　　　中　年　middle age　45～60歳未満
　　　年長者　the elderly　60～75歳未満
　　　老年者　the aged　　75歳以上

● 厚生労働白書
　高齢者　　65歳以上
　　　前期高齢者　75歳未満
　　　後期高齢者　75歳以上
　　　…と分ける場合もある

身体的変化

　加齢とともに身体機能はわずかずつ変化し、体のさまざまな組織に老化現象が現れてきます。歯の欠損による咀しゃく困難や味覚機能の低下、消化吸収機能の衰え、骨量の減少などが起こってきます。このような生理機能の低下のもとで高齢期を健康にすごすには、食事はとても大切な役割を担います。

食事の役割

　食事は、健康を維持・増進し、疾病を治療するために必要な栄養素の供給源ですが、併せて、精神の安定をもたらすという重要な役割があります。それぞれ個人に適したエネルギーおよび栄養素をとると同時に、長年にわたる食習慣や嗜好を尊重し、器や盛りつけなどにも配慮した楽しい雰囲気づくりが望まれます。

栄養摂取状況

　一般に活動的な高齢者は食欲もあり、栄養摂取状況は比較的良好ですが、1人暮らしや、家に閉じこもりがちなどで身体活動レベルの低い高齢者では、食事量も減り、たんぱく質、カルシウム、鉄、ビタミン類などの摂取量が不足しがちです。これらの欠乏は、さらに心身機能の低下を招きますので、悪循環をさけるためにも低栄養にならない注意が必要です。

望ましい食生活

　加齢に伴う身体状況の変化は個人差があり、また、生活状況も一様ではありませんが、食べることは健康を支える源です。健康でQOLの高い高齢期をすごすためには、個人に合わせて栄養バランスのとれた食事をすることが何よりも大切です。まず、「何をどれだけ食べたらよいか」（表4参照）を知り、次に、「どのように食べたらよいか」（下記の留意点）を考慮して、望ましい食生活をおくるように心がけたいものです。

食生活の留意点

・主食・主菜・副菜を組み合わせて
・食事はおいしく、楽しく、規則正しく
・薄味を心がけて
・旬の素材をとり入れて
・冷凍食品、缶詰、市販の惣菜を上手に利用

・水分補給を十分に
・身体機能や嗜好を考慮して
・時には外食や会食の機会を
・食欲を増すためにも、適度な運動を

 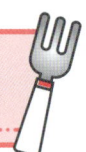

食事づくりの実際

1　推定エネルギー必要量及びたんぱく質・脂質の目標量設定

エネルギー必要量を、表1をもとに対象者に合わせ、年齢・性・身体活動レベルを考慮して設定します。

表1　推定エネルギー必要量

身体活動レベル		低い Ⅰ		普通 Ⅱ		高い Ⅲ	
日常生活の内容		生活の大部分が座位で、静的な活動が中心の場合		座位中心の仕事だが、職場内での移動や立位での作業・接客等、あるいは通勤。買い物。家事、軽いスポーツ等のいずれかを含む場合		移動や立位の多い仕事への従事者。あるいは、スポーツ等余暇における活発な運動習慣を持っている場合	
性　別		男性	女性	男性	女性	男性	女性
年齢区分 50〜69歳	身体活動レベル	1.50	1.50	1.75	1.75	2.00	2.00
	推定エネルギー必要量（1日）	2,050kcal	1,650kcal	2,400kcal	1,950kcal	2,750kcal	2,200kcal
70歳以上	身体活動レベル	1.30	1.30	1.50	1.50	1.70	1.70
	推定エネルギー必要量（1日）	1,600kcal	1,350kcal	1,850kcal	1,550kcal	2,100kcal	1,750kcal

（日本人の食事摂取基準、2005年版より）

次に、エネルギー量に合わせて、たんぱく質、脂質の目標量を、表2、3をもとに、それぞれ算出します。

表2　たんぱく質の食事摂取基準

性　別	男　性		女　性	
年　齢（歳）	推奨量（g/日）	目標量（%エネルギー）	推奨量（g/日）	目標量（%エネルギー）
50〜69	60	20未満	50	20未満
70以上	60	25未満	50	25未満

（日本人の食事摂取基準、2005年版より）

表3　総脂質の食事摂取基準

性　別	男　性	女　性
年　齢（歳）	目標量（%エネルギー）	目標量（%エネルギー）
50〜69	20以上25未満	20以上25未満
70以上	15以上25未満	15以上25未満

（日本人の食事摂取基準、2005年版より）

2　1日にとりたい食品のめやす量（食品構成）の作成

1で設定した「エネルギー必要量及びたんぱく質・脂質の目標量」を過不足なくとるには、「どのような食品（食品の種類）を、どのくらい（食品の分量）」とったらよいかを考えて、「1日にとりたい食品のめやす量」を作成します。

1例として「1,700kcalの食品のめやす量*」を表4に示します（*本書の設定エネルギー量）。

表4　1日にとりたい食品のめやす量（1,700kcal）

働き	食品群	めやす量
働く力や体温となる	穀類	ごはん2杯（350g）　食パン6枚切り1枚半（90g）
	いも類	じゃが芋1/2個（50g）
	油脂類	植物油 大さじ1杯（13g）
	砂糖および菓子類	砂糖 大さじ2杯（18g）
血や肉・骨や歯のもとになる	卵類	鶏卵1個（50g）
	魚介類	鮭 小1切（70g）
	肉類	鶏もも皮なし（70g）
	大豆および大豆製品	木綿豆腐1/3丁（100g）
	牛乳および乳製品	牛乳（200g）
体の調子をととのえる	緑黄色野菜	緑黄色野菜（120g）
	淡色野菜	淡色野菜（230g）
	海藻類	生わかめ（10g）
	きのこ類	生しいたけ（10g）
	果物	みかん3個（200g）（皮芯を含んだ重量300g）

（　）内の数量は可食部分の重量を示します。
エネルギー 1,684kcal　　たんぱく質71.9g　　脂質41.5g　　食塩相当量2.0g

3 献立作成

「1日にとりたい食品のめやす量（表4）」の食品を、朝食・昼食・夕食の3食にバランスよく配分して、献立をたてます。主食・主菜・副菜の組み合わせを基本として献立をたてると、栄養のバランスがとりやすくなります。カルシウムや鉄などの不足しがちな栄養素をとるために、できるだけ多様な食品を使用するようにします。調理法の異なる料理を組み合わせて献立に変化をもたせたり、薄味でおいしく食べられる減塩の工夫も大切です。

〈減塩の工夫〉
- 新鮮な材料を使用……………………………素材そのものの味
- 酸味を利用……………………………………酢、かんきつ類
- 旨みを利用……………………………………天然だし
- 香味野菜、香辛料を利用……………………しそ、しょうが、わさび、カレー粉
- 油のコクを利用………………………………揚げ物、炒め物、サラダ
- 砂糖の味付けは控えめに……………………特に煮物
- 汁物は1日1回とし、具だくさんに………野菜たっぷり

次に「1日の献立」の1例を示します。

1日の献立例（1,700kcal）

	献立名	材料名	1人分(g)	つくり方
朝食	トースト	食パン	90	① 卵は茹でて輪切りにする。
		ブルーベリージャム	20	② アスパラガスは茹でて3等分する。
	卵とアスパラのサラダ	卵	50	③ パプリカはオーブントースターで焼いて、水にとり、皮をむき、適当な大きさに切る。
		アスパラガス	40	
		赤パプリカ	20	④ 器にレタスを敷き、①、②、③を彩りよく盛り、ドレッシングをかける。
		レタス	10	
		ノンオイルドレッシング	10	
	カフェオレ	牛乳	100	
		コーヒー	100	
				E 445kcal　P 19.8g　F 13.1g　塩 2.2g
昼食	ご飯	ご飯	150	
	鮭の鍋照り焼き	鮭	70	
		小麦粉	2	
		サラダ油	3	
		砂糖	1	
		しょうゆ	9	
		みりん	9	
		ししとう	15	
	南瓜のサラダ	かぼちゃ	70	
		きゅうり	15	
		塩	0.1	
		玉ねぎ	5	
		マヨネーズ	7	※秋の献立 75ページ参照。
		塩	0.4	
		こしょう	少々	
		サラダ菜	5	
		ミニトマト	10	
	キャベツの柚香和え	キャベツ	50	
		塩	0.5	
		柚子	1.5	
		炒りごま	1	
	味噌汁	かぶ	30	
		かぶの葉	5	
		だし汁	100	
		味噌	7	
				E 573kcal　P 24.6g　F 12.9g　塩 3.5g

	献立名	材料名	1人分(g)	つくり方
間食	果物	オレンジ	150	
	レモンティー	紅茶	120	
		レモン	2	
				E 71kcal　P 1.5g　F 0.2g　塩 0.0g
夕食	ご飯	ご飯	180	① チーズは5mm角の棒状に切る。
	鶏ささ身の	鶏ささ身	40	② ささ身は観音開きにして、たたいてのばし、しその葉をのせ、①を巻く。
	チーズフライ	塩	0.3	
		こしょう	少々	③ てんぷら粉を水で濃いめに溶く。
		しその葉	1	④ ②に、③、パン粉の順に衣をつける。
		プロセスチーズ	10	⑤ 油を180℃に熱し、④を揚げる。
		天ぷら粉	3	⑥ ブロッコリーは小房に分けて茹でる。
		水	適宜	⑦ じゃが芋は茹で、塩、こしょうで調味し、水気をとばして粉吹き芋にする。
		パン粉	5	
		揚げ油	5	⑧ 器に⑥と⑦とレモンのくし形をおき、⑤を手前に盛り、ソースを添える。
		レモン	3	
		中濃ソース	5	
	〈付け合わせ〉	ブロッコリー	40	
		じゃが芋	50	
		塩	0.2	
		こしょう	少々	
	豆腐の	木綿豆腐	100	① 豆腐は水きりする。
	野菜あんかけ	茹でたけのこ	15	② たけのこは短冊切り、玉ねぎは縦半分にして薄切り、人参は短冊切り、椎茸は石づきをとって、薄切にする。
		玉ねぎ	15	
		人参	5	③ 糸みつばは3cm長さに切る。
		椎茸	10	④ Aを煮立て、①、②を加えて煮る。
		糸みつば	5	⑤ 豆腐を取り出して器に盛る。残りの野菜に水溶き片栗粉でとろみをつけて豆腐にかけ、③をちらす。
		A 砂糖	1.5	
		塩	0.4	
		しょうゆ	6	
		だし汁	75	
		片栗粉	2	
		水	3	
	胡瓜とわかめの	きゅうり	30	① きゅうりは小口切りにして塩をふり、しんなりしたら水気を絞る。
	二杯酢	塩	0.3	
		生わかめ	10	② わかめは茹でて、食べやすい大きさに切る。
		B 塩	0.4	③ Bで①、②を和える。
		だし汁	5	
		米酢	5	
				E 619kcal　P 28.2g　F 13.4g　塩 3.4g
1日合計				E 1,708kcal　P 74.1g　F 39.6g　塩 9.1g

　「1,700kcalの食品のめやす量」では、「ご飯350g」ですが、小麦粉、パン粉などの穀類を使用する場合、その分のエネルギー量が増すので、ご飯の量を減らすこともあります。

　また、高齢者は1回の食事量が減りがちですので、間食で補うことも必要になります。間食で菓子類をとる場合は栄養バランスを崩さないように注意して、80〜100kcalをめやすに、主食の量で調整します（ご飯50gは80kcal）。

4　調理の工夫

(1) 便利な調理器具の活用

家庭での少量の調理には電子レンジ、オーブントースターが便利です。

電子レンジ

電子レンジは食品自体の水の分子の摩擦熱で瞬時に加熱されますから、少量の調理にむいています。

温めなおしはもちろんのこと、野菜や魚の蒸し料理、赤飯づくり、乾物の戻し、豆腐の水きりなどが簡単に、スピーディにできます。

〈電子レンジを利用するにあたって〉

- ・容器は使えるものと使えないものがあります。
  電波を通す素材で、耐熱温度が120℃以上のものは使えます。
  使えないもの……アルミ、ステンレス、ほうろうびき、ガラス器、合成樹脂製品、漆器など。
- ・電子レンジの出力W数によって加熱時間は異なります（500Wを1とすると、600Wでは0.8倍）。
- ・料理によって、ラップをかける………しっとり仕上げたい料理のとき。
  　　　　　　　　　ラップをかけない……水分をとばしてカラッと仕上げたい料理のとき。
  市販されている電子レンジ用のふたや、ふたつきの耐熱容器を使用すると便利で経済的です。
- ・水分の少ないものは、水を補って加熱します（中華まんなど）。
- ・加熱むらを調整します。
  厚みのある食品は、ターンテーブルの中央と周辺を入れ換える、あるいは裏返します。
- ・から加熱はさけます（高温になり危険）。

オーブントースター

オーブントースターは小型オーブンと考えると、いろいろな焼き物料理に利用できます。最近、温度の切り替え機能のある製品が出回っています。

ホイル焼き、マヨネーズ焼き、グラタン、焼き茄子などに大変便利です。

(2) 便利な食材料の利用

少人数では、食材料が使いきれずに余ってしまい、無駄になりがちです。そのため購入を控えたりすると食品数や分量が不足することになります。

多種類の食品を揃えるには、保存性のあるものを利用し、無駄を出さずに、しかも調理に手間のかからない便利な食材料を利用して、食事内容の充実をはかりましょう。

冷凍食品	煮物に…………かぼちゃ、里芋、いんげん、和風煮物野菜など 炒め物に………ほうれん草、ミックスベジタブル、中華風カット野菜など サラダに………洋風ミックス野菜、ブロッコリー、グリーンアスパラガスなど スープに………しゅうまい、肉団子など その他…………魚貝類、枝豆、めん類など
素材缶詰	シーチキン、鮭、かに、ほたて、コンビーフ、大豆、ミックスビーンズなど
乾　　物	凍り豆腐、切干し大根、ひじき、カットわかめ、麩、ごま、海苔など
調味料・その他	めんつゆ、だしパック、だしの素、練り梅、マヨネーズ、ドレッシング、コンソメ、ホワイトソース、ミートソースなど

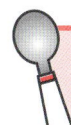 

本書の特徴とつかい方

1 対象者について

　日常生活で健康上あまり支障のない、比較的元気な高齢者を対象としています。
　推定エネルギー必要量及びたんぱく質・脂質の目標量は「日本人の食事摂取基準（2005年版）」をもとに、年齢・性・身体活動レベル等を考慮して、下記のように設定しました。

- エネルギー……1日　　1,700kcal
  　　　　　本書の1食（昼食）　530〜590kcal
  　　　　　（朝3：昼4：夕4に分け、昼・夕から80kcal（間食）を差し引き、±5％で算出）
- たんぱく質……エネルギー比率　　20％未満
- 脂　　　質……エネルギー比率　　25％未満
- 食塩相当量……1日　　　　　　　10g未満
  　　　　　本書の1食（昼食）3.8g未満（朝3：昼4：夕4に分けて算出）

2 構成と特徴

- 簡単につくれて、栄養バランスのとれた「1食（昼食）の献立」を掲載しました。
- 献立は春、夏、秋、冬に分類しました。
- 主食、主菜、副菜、副副菜、汁物の組み合わせを基本としました。
  ご飯は150ｇ・汁物のだし汁は100ｍｌとし，野菜は130ｇ以上（緑黄色野菜を1/3以上含む）を目標としました．
- 80kcal前後のデザートを各季節の末尾に載せました。
- 材料は、1人分は重量（g）で、4人分は家庭でつくりやすい概量で記載しました。
  （デザートは1人分と、つくりやすい分量を併記）
- エネルギーおよび栄養素は、各料理と、1食の献立ごとに、
  エネルギー E 、たんぱく質 P 、脂質 F 、食塩相当量 塩 を表示しました。
- 「食事バランスガイド」のコマを1食ごとに載せ、摂取量を示しました。

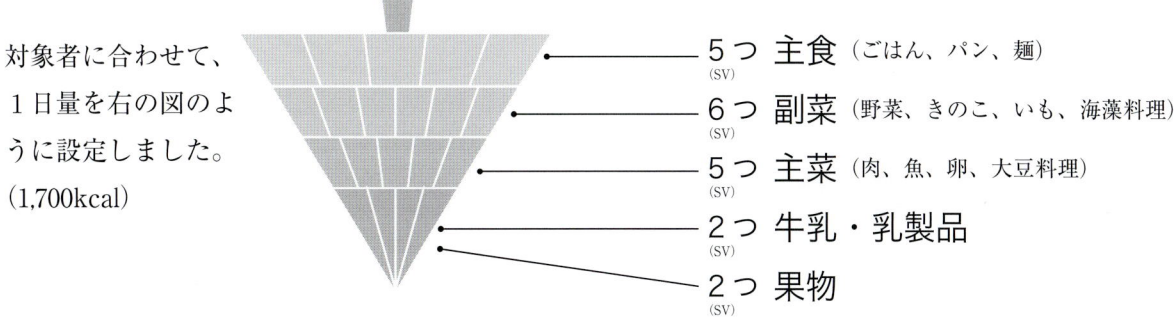

対象者に合わせて、1日量を右の図のように設定しました。
（1,700kcal）

- 5つ(SV) 主食（ごはん、パン、麺）
- 6つ(SV) 副菜（野菜、きのこ、いも、海藻料理）
- 5つ(SV) 主菜（肉、魚、卵、大豆料理）
- 2つ(SV) 牛乳・乳製品
- 2つ(SV) 果物

3　数量表示について

- 揚げ物の吸油率
  （素材の重量に対して）
  天ぷら……　10 ～ 13%
  フライ……　10 ～ 13%
  から揚げ…　 7 ～ 10%
  素揚げ……　 3 ～ 7%

- 食塩相当量の算出基準
  （使用量に対して）
  野菜の振り塩……………80%
  煮汁の残る煮物…………80%
  天つゆ・冷やし中華……70%

- 材料の概量
  豆腐　……………1丁　300 g
  生揚げ……………1枚　150 g
  油揚げ……………1枚　 30 g
  こんにゃく………1枚　250 g
- 電子レンジは出力 500W を使用

4　活用と応用

対象者の身体状況に合わせた対応をすることで、本書を広く活用することができます。

- 本書のエネルギー量は 1,700kcal に設定していますが、高齢者の年齢範囲であれば、主食の量の調整で、栄養バランスを崩すことなくエネルギーの増減ができます。
- 食事療法を必要とする場合は、原則として医師の指示に従いますが、高血圧症など減塩の必要があるときは、塩分や汁物を控えるなどの工夫で対応できます（4ページ、減塩の工夫参照）。
- 咀しゃく・嚥下障害のある場合は、細かくきざむ、やわらかく煮るなど調理法を変えたり、飲み込みやすいように、とろみをつけたり、ゼリー状に固めるなどの対応をします。
- 間食やデザートは楽しみなものですが、その量と質には気をつけます。本書は、比較的低エネルギーにおさえた、80kcal 前後の「季節のデザート」を掲載していますので、主食の量を調整してご利用ください。

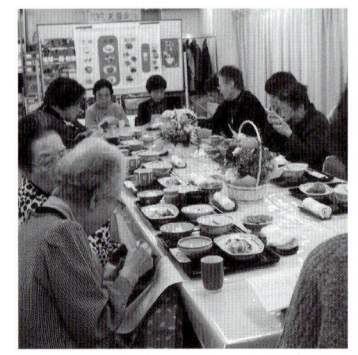
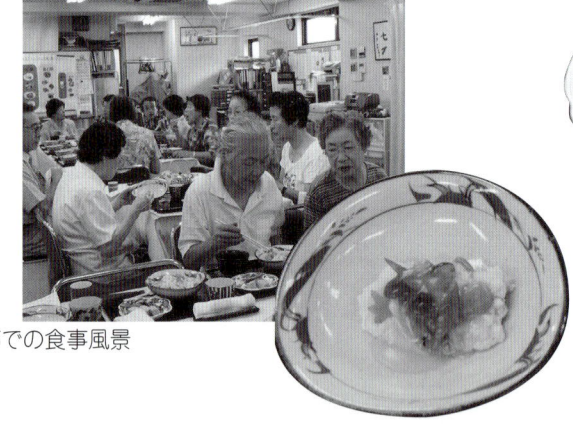

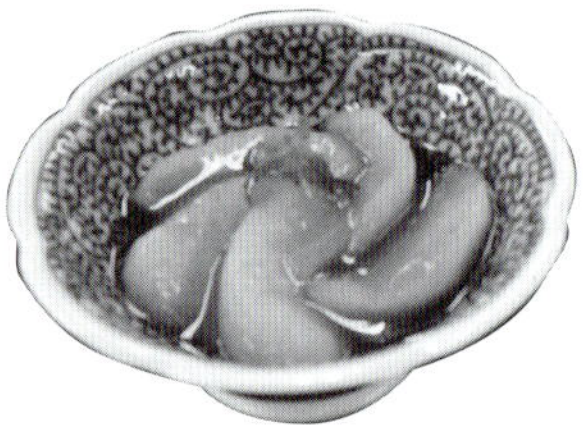

もくよう亭での食事風景

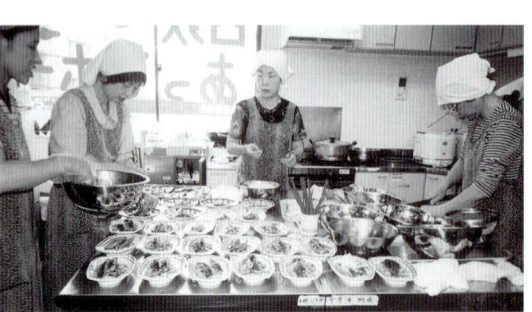
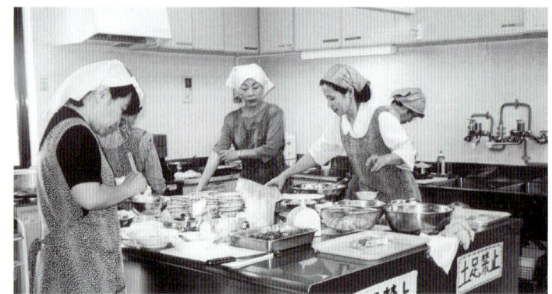

もくよう亭での調理風景

季節の献立

※味：味噌汁　清：清し汁

春の献立一覧表

頁	主食	主菜	副菜	副副菜	汁物
12	ご飯	鯛の桜花蒸し	じゃが芋のそぼろ煮	根みつばのごま酢和え	味・小松菜、かぶの葉
13	ちらし寿司	揚げ高野とごぼうの煮物		キャベツの辛子和え	清・はまぐり、みつば
14	ご飯	鰆の木の芽焼き	かぶの吉野煮	人参のごま酢和え	かき玉汁
15	ご飯	鶏ささ身のチーズフライ	新玉ねぎのかにあんかけ	うどの酢味噌和え	清・麩、こねぎ
16	ご飯	鰆の道明寺蒸し	五色和え	かぶのもみ漬け	味・チンゲンサイ、油揚げ
17	バターライス	ビーフストロガノフ	ミモザサラダ		
18	ご飯	かじき鮪のうに焼き	根菜とひじきの煮物	新玉ねぎのピクルス	かきのみぞれ椀
19	鯛めし		揚げ茄子の含め煮	根みつばの梅和え	味・豆腐、こねぎ
20	ご飯	しゅうまい	あさりとチンゲンサイの炒め煮	かぶのアチャラ	味・かぶの葉、カットわかめ
21	春のちらし寿司	飾りえび	たけのこの粉ぶし煮	せりの白和え	吉野汁
22	ご飯	鰆のミモザ焼き	切干し大根の煮物	うどとわけぎの酢味噌和え	清・カットわかめ、こねぎ
23	ご飯	鶏挽肉の磯辺焼き	ほうれん草と春雨と卵の炒め物	胡瓜と桜えびのおろし和え	清・カットわかめ、こねぎ
24	ご飯	鰆のマヨネーズ焼き	白菜の重ね煮	わけぎとわかめの酢味噌和え	清・はんぺん、糸みつば
25	たけのこご飯	信田巻き	南瓜のサラダ	春キャベツの浅漬け	味・カットわかめ、こねぎ
26	桜おこわ	鰆の木の芽味噌焼き	がんもどきと春野菜の炊き合わせ	キャベツのごま酢和え	清・ひめ皮、わかめ
27	ご飯	豚ひれ肉の黄金焼き	洋風野菜の炒め煮	うどとわかめの梅和え	味・かぶ、かぶの葉
28	ご飯	かつおの若草巻き	牛肉と新ごぼうの炒め煮	胡瓜と糸寒天の酢の物	味・小松菜、油揚げ
29	ピースご飯	鰺の野菜巻き蒸し	アスパラガスと卵の炒め物	キャベツの香り和え	味・かぶ、かぶの葉、油揚げ
30	ご飯	煮込みハンバーグ	大根とほたてのサラダ	菜の花の辛子和え	味・カットわかめ、こねぎ
31	みょうが寿司	甘塩鮭のホイル焼き	南瓜の煮物	ささ身入り野菜サラダ	味・豆腐、こねぎ
32	ご飯	鰆の菜の花焼き	春雨サラダ	かぶの甘酢	味・かぶの葉、油揚げ

デザート

33	草もち	34	みつ豆
33	桜もち	34	苺ゼリー
33	わらびもち	34	豆乳ゼリー・苺ソース
33	抹茶白玉	34	人参ゼリー

夏の献立一覧表

頁	主食	主菜	副菜	副副菜	汁物
36	みょうがご飯	天ぷら	凍り豆腐と根菜の炊き合わせ	胡瓜もみ	味・豆腐、カットわかめ
37	ご飯	鰺の南蛮漬け	切干し大根の炒り煮	チンゲンサイのわさび和え	冬瓜のすり流し汁
38	ご飯	かじき鮪の辛味焼き	茄子のなべしぎ	小松菜の磯和え	清・ささ身、椎茸、みつば
39	ご飯	三色揚げ	ひじきの煮物	即席柴漬け	味・豆腐、こねぎ
40	ご飯	鶏のつくね焼き	かぶのくず煮	オクラの梅和え	味・油揚げ、カットわかめ
41	ご飯	かつおの竜田揚げ	蒸し茄子のごま味噌かけ	胡瓜とトマトのおろし和え	清・卵豆腐、かいわれ大根
42	ご飯	豚肉の生姜焼き	豆乳の寒天よせ	トマトのサラダ	味・冬瓜、辛子
43	ご飯	かじき鮪のプロバンス風	茄子のピリ辛煮	白うりの即席漬け	味・じゃが芋、カットわかめ
44	ご飯	野菜たっぷりチキンカレー	りんごと春菊のサラダ		
45	ご飯	鰺のみどり酢かけ	刻み昆布の煮物	キャベツの即席漬け	七夕清し汁
46	ご飯	鶏肉の味噌漬け焼き	冬瓜のかにあんかけ	人参サラダ	清・卵豆腐、かいわれ大根
47	あじさい寿司	揚げ茄子とえびの炊き合わせ	はんぺんとトマトのサラダ		清・ささ身、糸みつば
48	ご飯	茹で豚肉の和え物	じゃが芋とあさりのカレー炒め	ほうれん草のお浸し	味・大根、油揚げ
49	うなぎちらし	凍り豆腐と野菜の含め煮		キャベツのしそ和え	焼き茄子の赤だし味噌汁
50	ご飯	かじき鮪の南部焼き	春雨サラダ	茄子の焼き浸し	味・かぶ、かぶの葉
51	ご飯	ドライカレー	いんげんのおかか煮	人参とらっきょうのサラダ	
52	ご飯	鰺のマリネ	京がんもと茄子の煮物	ゴーヤの塩もみ	味・小松菜
53	ご飯	豚肉の味噌漬焼き	ブロッコリーとトマトのサラダ	胡瓜のみどり酢和え	清・そうめん、みょうが
54	ご飯	かじき鮪の香味焼き	夏野菜のトマト煮	豆乳豆腐	味・じゃが芋、カットわかめ
55	ご飯	水晶鶏	揚げ茄子とうなぎの煮物	ゴーヤの和え物	味・小松菜
56	五目冷やし中華そば		茶巾南瓜の揚げ物		

デザート

57	フルーツ白玉	58	杏仁豆腐
57	水羊羹	58	ピーチゼリー
57	トマト羹	58	涼風ゼリー
57	抹茶ゼリー・小倉添え	58	水無月

秋の献立一覧表

頁	主食	主菜	副菜	副副菜	汁物
60	焼きおこわ	五目玉子焼き	牛肉と野菜の煮物	なめこのおろし和え	味・豆腐、長ねぎ
61	ご飯	かじき鮪のねぎ味噌焼き	かぶのクリーム煮	春雨とわかめの酢の物	清・麩、かぶの葉
62	ご飯	れんこん入り変わりつくね	南瓜のいとこ煮	胡瓜のうに和え	味・なめこ、長ねぎ
63	ご飯	金目鯛のかぶら蒸し	炒り鶏	ほうれん草のお浸し	味・カットわかめ、かぶの葉
64	ご飯	うなたま	えびと胡瓜のぶどう酢	小松菜のきのこ和え	味・みょうが、カットわかめ
65	ご飯	鮭のハンバーグ	ひじきの炒り煮	菊花かぶ	味・豆腐、なめこ、こねぎ
66	きのこご飯	鶏ささ身のねぎ味噌包み揚げ	南瓜の煮物	菜果和え	清・麩、カットわかめ
67	ご飯	さんまの蒲焼き	射込み高野とえびの炊き合わせ	胡瓜ときくらげのごま酢和え	味・白菜、かぶの葉
68	ご飯	鯖のカレーマリネ	さつま芋の甘煮	オクラとろろ	冬瓜のスープ
69	三色丼		茄子の田舎煮	胡瓜ともずくの酢の物	味・麩、こねぎ
70	ご飯	蒸し魚のきのこあんかけ	米茄子の肉味噌	人参のごま酢和え	清・カットわかめ、こねぎ
71	ご飯	豚肉のミルフィーユ仕立て	南瓜のヨーグルトサラダ	ほうれん草としめじの磯和え	清・かまぼこ、麩、みつば、柚子皮
72	ご飯	秋鮭のパン粉焼き	切干大根の炒り煮	れんこんの菊花入り甘酢	味・なす
73	深山ご飯	さんまの酢煮	ほうれん草のごま味噌和え	あんかけ茶碗蒸し	
74	ご飯	かじき鮪の紅葉焼き	チンゲンサイのクリーム煮	柿なます	清・カットわかめ、こねぎ
75	ご飯	鮭の鍋照り焼き	南瓜のサラダ	キャベツの柚香和え	味・かぶ、かぶの葉
76	ご飯	やわらかメンチカツ	大根とあさりの煮物	もやしのカレー酢	味・小松菜
77	吹き寄せご飯	凍り豆腐の博多煮	柿と胡瓜のごま酢	ほうれん草の菊花和え	清・卵、みつば
78	ご飯	鯖の味噌煮	精進炒め	かにと胡瓜の酢の物	清・おぼろ昆布、糸みつば
79	ご飯	牛肉の野菜巻き	じゃが芋の白煮	胡瓜の梅おかか和え	味・小松菜、油揚げ
80	ご飯	鯖の晩秋焼き	れんこん入り信田と野菜の炊き合わせ	かぶのアチャラ	味・カットわかめ、かぶの葉

デザート

81	ひとくちおはぎ	82	栗茶巾
81	さつま芋入り蒸し羊羹	82	りんごのコンポート・ワインソース
81	スイートポテト	82	かぼちゃ羹
81	むらさき芋の茶巾絞り	82	コーヒーゼリー

冬の献立一覧表

頁	主食	主菜	副菜	副副菜	汁物
84	祝いご飯	金目鯛のさらさ蒸し	福袋	長芋の磯和え	清・えび、みつば、柚子皮
85	ご飯	かきフライ	炒り豆腐	れんこんのゆかり和え	味・小松菜、麩
86	ご飯	鯖の吹き寄せ蒸し	れんこんのつくね煮	白菜の柚子こしょう和え	味・小松菜
87	ご飯	ロールキャベツ	えびと長芋の炊き合わせ	人参の真砂和え	味・カットわかめ、こねぎ
88	ご飯	かじき鮪のごま風味揚げ	春菊としめじの煮浸し	りんごとキウイフルーツのみぞれ和え	うぐいす椀
89	ご飯	サーモンロープ・オーロラソース添え	大根と牛挽肉の味噌炒め煮	カリフラワーのピクルス	清・卵豆腐、オクラ
90	ちらし寿司	鶏ささ身のうに焼き	若竹ほうれん草	長芋の翁和え	味・かぶ、かぶの葉
91	ご飯	ぶりの照り焼き	春菊の白和え	れんこんの梅風味	味・玉ねぎ、カットわかめ
92	ご飯	スコッチエッグ	ブロッコリーの辛子和え	白菜の甘酢	味・大根、大根の葉
93	ご飯	鶏ささ身のみぞれ焼き	ふろふき大根	胡瓜とうどの酢の物	薄くず汁
94	ご飯	えびと豆腐の炒め物	大根と牛肉の煮物	ほうれん草とキャベツのおかか和え	味・しめじ、麩、せり
95	ご飯	天ぷら	和風ロールキャベツ	胡瓜とわかめの二杯酢	かきたま汁
96	ご飯	おでん	小松菜ともやしのナムル	わかめの生姜酢	
97	ご飯	豚ひれ肉のマスタード焼き	京がんもと野菜の煮物	白菜の柚香和え	味・里芋、こねぎ
98	ご飯	グラタン	大根と鶏だんごの炊き合わせ	ほうれん草ともやしのお浸し	味・麩、わかめ、長ねぎ
99	ご飯	精進揚げ	五目豆	胡瓜とじゃこの和え物	小田巻蒸し
100	ご飯	すずきの西京焼き	厚揚げと里芋の炊き合わせ	れんこんの甘酢炒め	かきのみぞれ椀
101	ご飯	ミートローフ	根菜のおかか煮	カリフラワーのカレー酢	味・小松菜
102	鮭の親子ちらし	揚げ出し豆腐の野菜あんかけ	茶碗蒸し	ほうれん草のナムル	
103	ご飯	ぶり大根	うの花炒り煮	春菊のお浸し	味・カットわかめ
104	ご飯	鶏肉のクリーム煮	ぜんまいの炒め煮	大根のアチャラ	味・あおさ、長ねぎ

デザート

105	茶巾かぼちゃ	106	スキムゼリー黒蜜かけ
105	お汁粉	106	りんごのアワアワゼリー
105	カスタードプディング	106	オレンジヨーグルトゼリー
105	わさび羹	106	チョコレートムース

春の献立

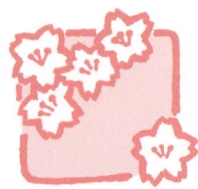

食卓で一足早いお花見

献立名	材料	1人分(g)	4人分	つくり方				
ご飯	ご飯	150	600g	E 252kcal	P 3.8g	F 0.5g	塩 0.0g	
鯛の桜花蒸し	金目鯛	40	40g×4切	① 桜の葉と花の塩漬けは、水に浸して塩抜きする。 ② 金目鯛は塩、酒をふっておく。 ③ かぶは皮をむいてすりおろし、ザルで水を少しきり、ほぐした卵と混ぜる。 ④ バットに桜の葉を敷いて②をのせ、③をかけて桜の花をのせる。 ⑤ 蒸気のあがった蒸し器に④を入れ、初め強火、途中で弱火にして10分蒸す。 ⑥ 鍋にAを入れ、かき混ぜながら火にかけ、とろみがついたら火を止め、「くずあん」をつくる。 ⑦ 器に蒸しあがった⑤を盛り、⑥をかける。				
	塩	0.2	小1/5					
	酒	3	大2/3					
	かぶ	60	4個					
	卵	10	1個					
	桜葉の塩漬け	1	4枚					
	桜花の塩漬け	少々	4個					
	A 塩	0.6	小1/2					
	A しょうゆ	0.2	小1/7					
	A みりん	4.5	大1					
	A 片栗粉	2	大1					
	A だし汁	35	カ3/4弱	E 127kcal	P 10.4g	F 5.4g	塩 0.9g	
じゃが芋のそぼろ煮	牛もも挽肉	15	60g	① じゃが芋は乱切りにする。 ② 人参は小さめの乱切りにする。 ③ 絹さやは茹でて、斜め薄切りにする。 ④ 油を熱し、①、②を炒め、挽肉を入れ、Bを加えて野菜がやわらかくなるまで煮る。 ⑤ 器に④を盛り、③をちらす。				
	じゃが芋	75	300g					
	人参	15	1/2本					
	絹さや	5	8枚					
	サラダ油	3	大1弱					
	B 砂糖	4	大1・2/3					
	B しょうゆ	8	大1・2/3					
	B 酒	3	大2/3					
	B だし汁	70	カ1・2/5	E 145kcal	P 5.4g	F 4.6g	塩 1.1g	
根みつばのごま酢和え	根みつば	30	120g	① 根みつばは茹でて水気を絞り、2～3cmの長さに切る。 ② キャベツは茹でてせん切りにし、水気を絞る。 ③ ①、②をCで和える。				
	新キャベツ	20	80g					
	C 砂糖	1.5	小2					
	C しょうゆ	3	小2					
	C 米酢	3	大2/3					
	C すりごま	2	大1	E 32kcal	P 1.5g	F 1.2g	塩 0.4g	
味噌汁	小松菜	20	80g					
	かぶの葉	10	40g					
	だし汁	100	カ2					
	味噌	7	大1・1/2	E 20kcal	P 1.7g	F 0.5g	塩 1.0g	

小：小さじ　大：大さじ　カ：カップ　　　1食分合計　E 576kcal　P 22.8g　F 12.2g　塩 3.4g

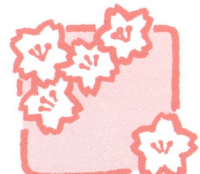

ひな祭りの定番…ちらし寿司と蛤

献立名	材料		1人分(g)	4人分	つくり方
ちらし寿司	米		73	2合	① ご飯は、だし昆布を入れて、かために炊く。
	だし昆布		少々	5cm	② ①にAを合わせてまわしかけ、切るように混ぜる。
	A	砂糖	2.5	大1強	③ 干し椎茸とかんぴょうは、それぞれもどし、椎茸はみじん切り、かんぴょうは5mm幅に切る。人参はいちょう切りにする。
		塩	0.9	小2/3強	
		米酢	9	大2・1/3	
	干し椎茸		1	4g	④ ③をBでやわらかくなるまで煮る(煮汁は煮きる)。
	かんぴょう		2	8g	
	人参		10	40g	⑤ れんこんはいちょう切りにして、酢(分量外)を加えた水にさらし、Cで煮て、広げてさます。
	B	砂糖	2	大1弱	
		しょうゆ	3	小2	
		だし汁	40	カ3/4	⑥ 卵はほぐし、砂糖、塩を加えて薄く焼いて細く切り、錦糸卵をつくる。
	れんこん		10	40g	
	C	砂糖	1	小1・1/3	⑦ えびは背わたを除いて酒蒸しにし、殻をむく。
		塩	0.1	小1/10	⑧ 絹さやは色よく茹でて、適当な形に切る。
		米酢	2	大1/2	⑨ ②に④を加え、さっくり混ぜる。
		だし汁	10	大3弱	⑩ 器に⑨を盛り、⑥をのせ、⑤、⑦、⑧を彩りよくちらす。
	卵		25	2個	
	砂糖		1.5	小2	
	塩		0.1	小1/10	
	サラダ油		0.5	適宜	
	えび		30	小12尾	
	酒		2	少々	
	絹さや		5	12枚	E 383kcal　P 14.2g　F 3.9g　塩 1.8g
揚げ高野とごぼうの煮物	凍り豆腐		10	2枚	① 凍り豆腐は表示どおりにもどし、水気をよく絞って半分に切り、さらに3等分する。
	片栗粉		3	適宜	② ①に片栗粉を薄くまぶし、170℃の油で揚げる。
	揚げ油		適宜	適宜	
	ごぼう		20	80g	③ ごぼうはささがきにして、水に放し、アク抜きした水で茹でる。
	D	砂糖	2.5	大1強	④ ③をDで煮含め、②を加えてさっと煮る。
		しょうゆ	4.5	大1	⑤ 菜の花は茹でて、半分の長さに切る。
		酒	3	大2/3	⑥ 器に④を盛り、⑤を添える。
		だし汁	35	カ3/4	
	菜の花		20	4本	E 145kcal　P 6.6g　F 8.4g　塩 0.6g
キャベツの辛子和え	キャベツ		60	240g	① キャベツは茹でて、太めのせん切りにして、水気を絞る。
	しょうゆ		2	小1・1/3	② 練り辛子をしょうゆ、みりんで溶く。
	みりん		1.5	小1	③ ①を②で和える。
	練り辛子		1	小1弱	E 22kcal　P 1.0g　F 0.3g　塩 0.4g
はまぐりの清し汁	はまぐり		10	4個	
	みつば		5	7～8本	
	だし汁		100	カ2	
	塩		0.5	小1/3	
	しょうゆ		0.5	小1/3	E 7kcal　P 1.0g　F 0.1g　塩 0.9g

小：小さじ　大：大さじ　カ：カップ　　1食分合計　E 557kcal　P 22.8g　F 12.7g　塩 3.7g

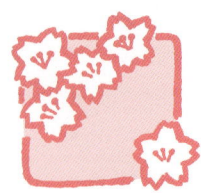

春の息吹を食卓に

献立名	材料		1人分(g)	4人分	つくり方			
ご飯	ご飯		150	600g	E 252kcal	P 3.8g	F 0.5g	塩 0.0g
鰆の木の芽焼き	鰆		70	70g×4切	① 木の芽をみじん切りにし、半量とAを合わせた中に鰆を漬ける。			
	A	しょうゆ	4.5	大1	② 鰆を焼き、熱いうちに残りの木の芽をふりかける。			
		酒	4	大1強				
		みりん	1	小2/3	③ かぼちゃに衣をつけて揚げ、盛り合わせる。			
	木の芽		少々	少々				
〈付け合わせ〉かぼちゃの天ぷら	かぼちゃ		15	15g×4				
		天ぷら粉	2	大1				
		水	3	大2/3				
	揚げ油		適宜	適宜	E 177kcal	P 14.9g	F 8.9g	塩 0.6g
かぶの吉野煮	かぶ		80	6個	① かぶは皮をむき、2つ割りか4つ割りにする。			
	かぶの葉		10	40g	② かぶの葉のやわらかい部分を茹で、1〜2cmに切り、水気を絞る。			
	かに缶		15	小1缶				
	B	砂糖	2	大1弱	③ ①をBでやわらかくなるまで煮て、かに缶を汁ごと加え、水溶き片栗粉でとろみをつける。			
		塩	0.2	小1/5				
		しょうゆ	2	小1・1/3				
		だし汁	50	カ1	④ 器に②、③を盛り、煮汁を上からかける。			
		片栗粉	1.5	小2				
		水	2.5	小2	E 45kcal	P 3.5g	F 0.2g	塩 0.8g
人参のごま酢和え	人参		40	1本	① 人参は3〜4cmの長さのせん切りにして茹でる。			
	かいわれ大根		5	20g	② かいわれ大根の根を切り落とす。			
	すりごま		2	大1				
	C	砂糖	1.5	小2	③ Cを合わせ、①、②と和え、すりごまをふる。			
		しょうゆ	3	小2				
		酢	3	大2/3	E 37kcal	P 1.0g	F 1.1g	塩 0.5g
かき玉汁	卵		15	大1個				
	みつば		5	20g				
	だし汁		100	カ2				
	塩		0.6	小1/2				
	しょうゆ		0.5	小1/3	E 26kcal	P 2.2g	F 1.6g	塩 0.8g

小:小さじ 大:大さじ カ:カップ　　1食分合計 E 537kcal　P 25.4g　F 12.3g　塩 2.7g

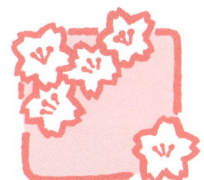

さっぱりフライに新玉ねぎを丸ごと煮込んで

献立名	材料	1人分(g)	4人分	つくり方
ご飯	ご飯	150	600 g	E 252kcal　P 3.8g　F 0.5g　塩 0.0g
鶏ささ身のチーズフライ	鶏ささ身	40	4本	① 鶏ささ身はすじを取り観音開きにして、たたいてのばし、塩、こしょうする。 ② チーズは5mm角の棒状に切る。 ③ ①にしその葉と②をのせ、クルッと巻く。 ④ 天ぷら粉を水で溶く。 ⑤ ③に④をつけ、パン粉をまぶし約180℃の油で揚げる。 ⑥ 人参は輪切りにし面取りする。そら豆は皮を除く。 ⑦ ⑥をAで、汁気がなくなるまで煮る。 ⑧ 器に⑦と半分に切った⑤を盛り、くし形に切ったレモンを添える。
	塩	0.3	小1/4	
	こしょう	少々	少々	
	チーズ	10	40g	
	しその葉	1	4枚	
	天ぷら粉	3	適宜	
	水	適宜	適宜	
	パン粉	5	適宜	
	揚げ油	適宜	適宜	
	レモン	5	1/2個	
〈付け合わせ〉人参のつや煮	人参	40	1本	
	そら豆	10	12粒	
A	バター	1.5	小1・1/2	
	塩	0.2	小1/5	
	水	少々	ひたひた	E 195kcal　P 13.7g　F 10.5g　塩 0.9g
新玉ねぎのかにあんかけ	玉ねぎ	90	小4個	① 玉ねぎの皮をむき、上下を切り取る。 ② Bで①をやわらかくなるまで煮て、かに缶を汁ごと加え、水溶き片栗粉でとろみをつける。 ③ 器に②を盛り、上から煮汁をかける。
	かに缶	15	小1缶	
B	砂糖	1.5	小2	
	塩	0.3	小1/4	
	しょうゆ	2	小1・1/3	
	だし汁	75	カ1・1/2	
	片栗粉	2	大1	
	水	4	大1	E 60kcal　P 3.7g　F 0.2g　塩 0.9g
うどの酢味噌和え	うど	20	80g	① うどは3cmの長さに切り、皮を厚くむいて短冊切りにし、酢水（分量外）にさらす。 ② 生わかめは茹でて一口大に切る。 ③ Cを火にかけ、ぽってりするまで練り、さましてDを加え、辛子酢味噌をつくる。 ④ ①、②を③で和える。
	生わかめ	10	40g	
C	白甘味噌	10	大2・1/3	
	砂糖	3	大1・1/3	
	酒	2	大1/2	
D	米酢	5	大1・1/3	
	練り辛子	適宜	適宜	E 42kcal　P 1.3g　F 0.4g　塩 0.8g
清し汁	焼き麩	1	4g	
	こねぎ	5	4本	
	だし汁	100	カ2	
	塩	0.6	小1/2	
	しょうゆ	0.5	小1/3	E 7kcal　P 0.7g　F 0.0g　塩 0.8g

小：小さじ　大：大さじ　カ：カップ　　　1食分合計　E 556kcal　P 23.2g　F 11.6g　塩 3.4g

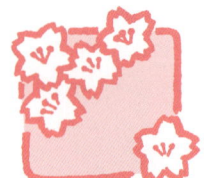

春爛漫…おもてなしにも向く一品

献立名	材料	1人分(g)	4人分	つくり方			
ご飯	ご飯	150	600g	E 252kcal	P 3.8g	F 0.5g	塩 0.0g
鰆の道明寺蒸し	鰆	60	60g×4切	① 塩漬けの桜の葉は水につけて塩抜きする。 ② 鰆に塩と、酒をふりかけて10分蒸す。 ③ 道明寺粉は水洗いしてザルにあげ、水気をきって耐熱ボールに移し、10分おいてラップをかけ、電子レンジで4～5分加熱する。 ④ 熱湯に少量の食紅を溶き、③にまわし入れ、着色の程度を確かめ、手早く木べらで混ぜてから、ラップをして約15分そのまま蒸らす。 ⑤ ④を4等分して円形状にのばし、②をはさむ。 ⑥ ①の水気をふきとり、⑤をくるんで、蒸し器で蒸す。 ⑦ Aを鍋に入れ、底をかき混ぜながら火にかけ、とろみをつける。 ⑧ 菜の花は色よく茹で、水気をきる。 ⑨ ⑥を器に置き、⑦をかけ、⑧を添える。			
	塩	0.2	小1/5				
	酒	2.5	小2				
	道明寺粉	25	100g				
	食紅	少々	少々				
	熱湯	適宜	適宜				
	桜葉の塩漬け	15	4枚				
	菜の花	10	4本				
	あん						
	A しょうゆ	1.5	小1				
	塩	0.4	小1/3				
	酒	1.5	小1強				
	だし汁	50	カ1				
	片栗粉	2	大1				
				E 216kcal	P 14.5g	F 6.0g	塩 1.0g
五色和え	春雨	5	20g	① 春雨は熱湯でもどして適当な長さに切る。 ② 芽ひじきは水でもどし、ザルにあげる。 ③ 油を熱し、②を炒め、Bを加え、汁気がなくなるまで煮る。 ④ 人参は短冊切りにして茹でる。 ⑤ きゅうりは縦半分にして斜め薄切りにし、塩をふり、しんなりしたら絞る。 ⑥ 卵は薄焼きにしてせん切りする。 ⑦ Cを合わせ①、③、④、⑤を和える。 ⑧ ⑦を器に盛り、⑥を上に飾る。			
	芽ひじき	3.5	15g				
	サラダ油	1	小1				
	B しょうゆ	3	小2				
	だし汁	35	カ3/4弱				
	人参	10	1/3本				
	きゅうり	15	1/2本				
	塩	0.1	小1/10				
	卵	10	1個				
	サラダ油	0.2	小1/4				
	砂糖	1.5	小2				
	塩	0.1	小1/10				
	C しょうゆ	1	小2/3				
	米酢	3	大2/3				
	練りごま	2	大1/2	E 77kcal	P 2.6g	F 3.4g	塩 1.0g
かぶのもみ漬け	かぶ	40	2個	① かぶは皮をむき、薄くいちょう切りにして塩をして絞る。 ② かぶの葉は茹でて、小口切りにして水気を絞る。 ③ ①、②を混ぜ合わせて、器に盛りつける。			
	塩	0.5	小1/2				
	かぶの葉	7.5	30g				
				E 10kcal	P 0.4g	F 0.0g	塩 0.4g
味噌汁	チンゲンサイ	30	120g				
	油揚げ	4	1/2枚				
	だし汁	100	カ2				
	味噌	7	大1・1/2	E 34kcal	P 2.1g	F 1.8g	塩 1.0g

小:小さじ 大:大さじ カ:カップ　　1食分合計　E 589kcal　P 23.4g　F 11.7g　塩 3.4g

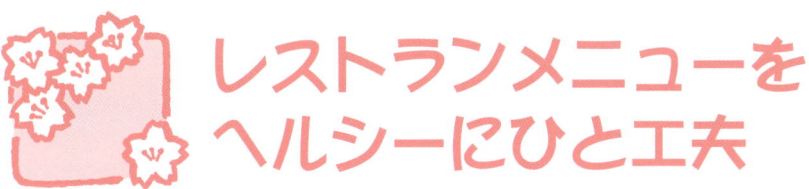

レストランメニューをヘルシーにひと工夫

献立名	材料	1人分(g)	4人分	つくり方
バターライス	ご飯	150	600g	① ご飯は、熱いうちにバター、塩、パセリのみじん切りを混ぜる。
	バター	1	小1	
	塩	0.3	小1/4	
	パセリのみじん切り	0.5	2g	E 260kcal　P 3.8g　F 1.4g　塩 0.3g
ビーフストロガノフ	牛肉薄切り	60	240g	① 牛肉は細切りにし、Aで下味をつける。
	A 塩	0.6	小1/2	② 玉ねぎは薄切りにする。
	A こしょう	少々	少々	③ マッシュルーム、ピーマンはうす切りにする。
	A 赤ワイン	5	大1・1/3	④ サラダ油1/3量を熱して①を炒め、色が変わったら取り出す。
	玉ねぎ	60	1個	⑤ 残りの油を加え、②をよく炒め、小麦粉をふり入れて炒め、Bを加え、煮立ったら③、④を入れて12〜15分煮込む。
	マッシュルーム	10	40g	
	ピーマン	10	1・1/2個	
	赤ピーマン	10	1・1/2個	⑥ 火をとめて、生クリームを加える。
	サラダ油	2	小2	
	小麦粉	3	大1・1/2	
	B コンソメ	1	1個	
	B 水	60	カ1・1/4	
	B トマトケチャップ	5	大1・1/3	
	B ウスターソース	4	大1	
	B 赤ワイン	8	大2強	
	生クリーム	3	大2/3	E 213kcal　P 13.8g　F 10.8g　塩 1.6g
ミモザサラダ	ブロッコリー	30	120g	① ブロッコリーは小房に分けて茹でる。
	レタス	25	100g	② レタスは短冊切りにする。
	卵	25	2個	③ 卵は固茹でにし、白身と黄身を別々にみじん切りする。
	かに風味かまぼこ	10	40g	④ かに風味かまぼこはほぐす。
	和風ドレッシング	5	大1・1/3	⑤ 器にレタスを敷き、①、④をのせ、和風ドレッシングをかけ、③の白身をちらし、その上に黄身をちらす。
				E 64kcal　P 5.9g　F 2.8g　塩 0.7g

小：小さじ　大：大さじ　カ：カップ　　　1食分合計　E 537kcal　P 23.5g　F 15g　塩 2.6g

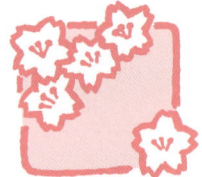

かきの旨味をお椀にとじ込めて

献立名	材料		1人分(g)	4人分	つくり方			
ご 飯	ご飯		150	600g	E 252kcal	P 3.8g	F 0.5g	塩 0.0g
かじき鮪の うに焼き	めかじき 塩 酒		70 0.4 3	70g×4切 小 1/3 大 2/3	① めかじきに塩、酒をふってしばらくおく。 ② グリルを温め、①を九分どおり焼く。 ③ Aを合わせ②にのせて焼き色をつける。 ④ 菜の花は茎のかたい部分を切り落とし、茹でて水気をきり、長さを半分に切って、しょうゆで和える。 ⑤ 器に③を盛り、④を添える。			
	A	練りうに マヨネーズ 片栗粉 水	3 7 0.5 1	大 1弱 大 2 小 2/3 小 2/3				
	菜の花 しょうゆ		15 1	4本 小 2/3	E 163kcal	P 14.1g	F 10.1g	塩 1.0g
根菜と ひじきの煮物	人参 れんこん 干しひじき 油揚げ サラダ油		20 20 3 5 1	1/2本 80g 12g 1/2枚 小 1	① 人参、れんこんは薄いいちょう切りにする。 ② ひじきは水で戻して、水気をきっておく。 ③ 油揚げは熱湯をかけて油抜きし、短冊に切る。 ④ 油を熱し、①、②を炒め、油がまわったら③を入れ、Bを加えて、汁気がなくなるまで弱火で煮る。			
	B	砂糖 しょうゆ だし汁	2.5 5 50	大 1強 大 1強 カ 1	E 67kcal	P 2.3g	F 2.7g	塩 0.7g
新玉ねぎの ピクルス	玉ねぎ		30	1個	① 玉ねぎは1cm弱のくし形に切る。 ② Cを合わせて火にかけ、沸騰させ、①にかけ、ふたをして約3分おく。 ③ つけ汁を鍋に戻し、沸騰させ、再び②にかける。 ④ これを3〜4回繰り返す。			
	C	砂糖 塩 米酢 鷹の爪	3 0.5 10 適宜	大 1・1/3 小 1/2弱 大 3弱 適宜	E 27kcal	P 0.3g	F 0.0g	塩 0.4g
かきの みぞれ椀	かき 大根 みつば		20 50 5	4粒 200g 4本	① かきはたっぷりの塩水でふり洗いして、熱湯で軽く茹でる。 ② 大根はすりおろしてザルにとり、軽く水気をきる。 ③ みつばは2cm長さに切り、柚子はへぎ柚子にする。 ④ Dを煮立て②を加え、火がとおったら①を入れ、水溶き片栗粉でとろみをつける。 ⑤ 椀に④を盛り、③を添える。			
	D	だし汁 塩 しょうゆ	100 0.8 0.5	カ 2 小 2/3 小 1/3				
		片栗粉 水	1.5 2.5	小 2 小 2				
	柚子皮		少々	少々	E 29kcal	P 1.9g	F 0.3g	塩 1.2g

小:小さじ　大:大さじ　カ:カップ　　　　1食分合計　E 538kcal　P 22.4g　F 13.6g　塩 3.3g

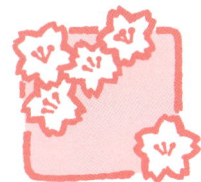

鯛を使って…春ならではの味

献立名	材料	1人分(g)	4人分	つくり方
鯛めし	米	73	2合	① 米はしょうゆ、酒を加え、通常の水加減で炊く。
	しょうゆ	3	小2	② 鯛は酒をふりかけ、電子レンジで4～5分加熱して、皮を除き、ほぐす。鍋に入れ、箸3～4本で混ぜながらAを加え、ふんわりしたそぼろに仕上げる。
	酒	4	大1強	
	鯛	50	200g	
	酒	4	大1強	
	A 砂糖	2	大1弱	③ 卵は薄焼きにして細く切り、錦糸卵にする。
	A 塩	0.5	小1/2弱	
	A しょうゆ	0.5	小1/3	④ ①を器に盛り、②、③をのせ、木の芽をちらす。
	卵	10	1個	
	サラダ油	少々	少々	
	木の芽	少々	少々	E 386kcal　P 16.8g　F 7.2g　塩 1.1g
揚げ茄子の含め煮	なす	60	小4本	① なすはへたを取って縦半分に切り、斜めに切れめを入れ、横半分に切り、水に放してアクをとる。水気をふき取り、素揚げする。
	揚げ油	適宜	適宜	
	人参	20	1/2本	② 人参は輪切りにする。
	さやいんげん	10	8本	③ さやいんげんは茹でて適当な長さに切る。
	B 砂糖	4	大1·2/3	④ Bで人参をやわらかくなるまで煮て、①を加えて煮含める。
	B しょうゆ	8	大1·2/3	⑤ 器に④を盛り、③を添える。
	B だし汁	75	カ1·1/2	E 92kcal　P 1.8g　F 5.1g　塩 1.0g
根みつばの梅和え	根みつば	20	80g	① 根みつばとキャベツを茹で、根みつばは3cm長さに、キャベツは太めのせん切りにする。
	キャベツ	30	120g	
	C 練り梅	3	小2	② ①の水気を絞り、Cで和える。
	C しょうゆ	2	小1·1/3	
	C みりん	2	小1·1/3	
	C 白すりごま	2	大1	E 35kcal　P 1.4g　F 1.2g　塩 0.5g
味噌汁	木綿豆腐	30	1/3丁	
	こねぎ	5	2本	
	だし汁	100	カ2	
	味噌	7	大1·1/2	E 39kcal　P 3.2g　F 1.7g　塩 1.0g

小：小さじ　大：大さじ　カ：カップ　　1食分合計　E 552kcal　P 23.2g　F 15.2g　塩 3.6g

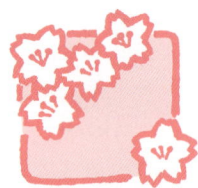

やっぱり手づくりはおいしいね

献立名	材料		1人分(g)	4人分	つくり方			
ご飯	ご飯		150	600g	E 252kcal	P 3.8g	F 0.5g	塩 0.0g
しゅうまい	豚赤身挽肉		60	240g	① 玉ねぎと長ねぎはみじん切りにして、ペーパータオルで水気を絞り、片栗粉をまぶす。 ② 挽肉にAと①を入れて、ねばりが出るまでよく混ぜる。 ③ しゅうまいの皮に②を等分にのせて包み、グリンピースをのせる。 ④ 中華せいろにクッキングシートを敷き、③を並べ、強火で8〜10分蒸す。 ⑤ 器にサラダ菜を敷き、④を盛り、ミニトマトと練り辛子を添える。 ⑥ しょうゆは小皿に入れて添える。			
	A	砂糖	0.5	小2/3				
		塩	0.3	小1/4				
		しょうゆ	3	小2				
		酒	2	大1/2				
		ごま油	1	小1				
		こしょう	少々	少々				
		しょうが汁	1	小1				
	玉ねぎ		25	1/2個				
	長ねぎ		15	1/2本				
	片栗粉		7	大3・1/2				
	しゅうまいの皮		10	12枚				
	冷凍グリンピース		1	12粒				
	サラダ菜		5	4枚				
	ミニトマト		10	4個				
	練り辛子		1	適宜				
	しょうゆ		4	大1	E 228kcal	P 12.7g	F 11.0g	塩 1.4g
あさりとチンゲンサイの炒め煮	チンゲンサイ		80	320g	① チンゲンサイは7cm長さに切り、軸と葉に分けて軸の太い部分は縦半分に切る。 ② あさりの缶詰は身と汁に分ける。 ③ 油を熱してみじん切りにしたしょうがを炒め、①、②の身を加え、炒める。チンゲンサイがしんなりしたら、Bを加えて3〜4分煮る。			
	あさり水煮缶(身)		15	60g				
	しょうが		1.5	6g				
	サラダ油		3	大1弱				
	B	缶汁	15	60g				
		しょうゆ	4.5	大1				
		酒	5	大1強	E 61kcal	P 3.9g	F 3.4g	塩 0.7g
かぶのアチャラ	かぶ(根)		40	2個	① かぶは薄いいちょう切りにして塩をふり、しんなりしたら水気を絞る。 ② 人参は薄いいちょう切りにして茹でる。 ③ ①、②をCで和える。			
	塩		0.4	小1/3				
	人参		5	20g				
	C	米酢	7	大2弱				
		砂糖	0.5	小2/3				
		みりん	2	小1・1/3				
		鷹の爪(輪切り)	少々	少々	E 20kcal	P 0.3g	F 0.0g	塩 0.3g
味噌汁	かぶの葉		10	40g				
	カットわかめ		0.5	2g				
	だし汁		100	カ2				
	味噌		7	大1・1/2	E 18kcal	P 1.5g	F 0.5g	塩 1.1g
小:小さじ 大:大さじ カ:カップ					1食分合計 E 579kcal	P 22.2g	F 15.4g	塩 3.5g

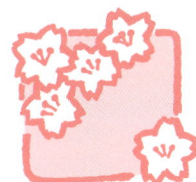

ほんのり桃色お寿司と豪華えび料理

献立名	材料		1人分(g)	4人分	つくり方
春のちらし寿司	米		73	2合	① 米と黒米はやや少なめの水加減で炊く。 ② Aを合わせ、①にまわしかけ、切るように混ぜて酢飯をつくる。 ③ れんこんは薄いいちょう切りにし、Bで煮て冷まし、②に加えて混ぜる。 ④ 卵とCを合わせ、フライパンに油を熱し、炒り卵をつくる。 ⑤ 絹さやは茹でる。 ⑥ 紅しょうがは、せん切りにする。 ⑦ 器に③を盛り、スライスアーモンドと④、⑤、⑥をちらす。
	黒米		0.8	小1/2(3g)	
	A	砂糖	3	大1・1/3	
		塩	0.5	小1/2弱	
		米酢	10	大3弱	
	れんこん		20	80g	
	B	砂糖	1	大1/2弱	
		塩	0.2	小1/5	
		米酢	5	大1・1/3	
	卵		25	2個	
	C	砂糖	1.5	小2	
		塩	0.1	小1/10	
	サラダ油		1	小1	
	スライスアーモンド		2.5	10g	
	絹さや		5	12枚	
	紅しょうが		5	20g	E 366kcal　P 8.6g　F 5.6g　塩 1.3g
飾りえび	えび(ブラックタイガー)		35	8尾	① えびは尾から1節残して殻をむき、腹側にすじ切りして開く。 ② 鮭とはんぺんは細かく刻み、混ぜ合わせる。 ③ ①の内側に片栗粉をつけ、②の1/8量を抱かせてえびの形にそって整える。 ④ フライパンに油を熱し、③の腹側を下にし、ふたをして焼き、裏返して焼く。 E 76kcal　P 10.2g　F 2.7g　塩 0.4g
	鮭		10	1/2切	
	はんぺん		15	1/2枚	
	片栗粉		0.5	小2/3	
	油		2	小2	
たけのこの粉ぶし煮	茹でたけのこ		30	120g	① たけのこはくし形に切る。 ② 鍋に①を入れ、水をひたひたにし、Dを加え汁気がなくなるまで煮て、粉節をまぶす。 E 21kcal　P 1.7g　F 0.1g　塩 0.6g
	D	砂糖	2	大1弱	
		しょうゆ	4	大1弱	
	水		少々	ひたひた	
	粉節		0.5	2g	
せりの白和え	せり		40	160g	① せりは茹でて水気を絞り、2cm長さに切り、しょうゆをまぶしておく。 ② 人参はせん切りにしてラップに包み、電子レンジで40〜50秒加熱する。 ③ 皿にペーパータオルを敷き、豆腐をのせ、電子レンジで1〜2分加熱し、水気をきる。 ④ ③を泡立器でつぶし、Eを加えて混ぜ合わせ、①、②をかるく絞って和える。 E 75kcal　P 4.5g　F 3.4g　塩 0.6g
	しょうゆ		1	小2/3	
	人参		5	20g	
	絹ごし豆腐		50	2/3丁	
	E	砂糖	3	大1・1/3	
		味噌	4	大1弱	
		練りごま	3	大1弱	
吉野汁	大根		20	80g	① 大根、里芋、椎茸は角切りにする。 ② こねぎは小口切りにする。 ③ だし汁で①をやわらかく煮てFで調味する。 ④ 水溶き片栗粉でとろみをつけ、②を加える。 E 25kcal　P 1.1g　F 0.1g　塩 0.8g
	里芋		20	80g	
	生椎茸		10	4枚	
	こねぎ		5	4〜5本	
	だし汁		100	カ2	
	F	塩	0.6	小1/2	
		しょうゆ	1	小2/3	
	片栗粉		1	小1強	
	水		1.5	小1強	

小：小さじ　大：大さじ　カ：カップ　　1食分合計　E 563kcal　P 26.1g　F 11.9g　塩 3.7g

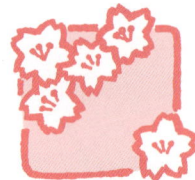

早春のテーブルは ミモザの花満開

献立名	材料	1人分(g)	4人分	つくり方
ご飯	ご飯	150	600g	E 252kcal　P 3.8g　F 0.5g　塩 0.0g
鰆の ミモザ焼き	鰆 塩 酒 茹で卵 マヨネーズ 片栗粉 ほうれん草 しょうゆ	70 0.5 2 20 6 0.3 50 2	70g×4切 小 1/2 弱 大 1/2 小 2 個 大 1・2/3 小 1/3 200g 小 1・1/3	① 鰆に塩、酒をふる。 ② 茹で卵は黄身と白身に分け、それぞれみじん切りにする。 ③ 茹で卵の白身と片栗粉、マヨネーズを合わせる。 ④ 鰆の水気をふき、クッキングシートを敷いた天板に並べて、230℃で約6分焼き、③をのせて約2分焼く。 ⑤ ほうれん草は茹でて4cm長さに切り、水気を絞ってしょうゆで和える。 ⑥ 器に⑤を敷いて、④を盛り、黄身をちらす。 E 201kcal　P 18.0g　F 12.9g　塩 1.1g
切干し大根の 煮物	切干し大根 人参 油揚げ 干し椎茸 A{ 砂糖 しょうゆ だし汁 }	5 10 3 1 3 7 100	20g 1/4 本 1/2 枚 4 枚 大 1・1/3 大 1・1/2 カ 2	① 切干し大根はさっと水洗いし、水に浸けてもどし、水気をきる。 ② 人参はいちょう切りにする。 ③ 油揚げは熱湯をかけて油抜きし、短冊に切る。 ④ 干し椎茸はもどし、せん切りにする。 ⑤ ①〜④をAで煮含める。 E 50kcal　P 1.9g　F 1.1g　塩 1.0g
うどと わけぎの 酢味噌和え	うど わけぎ B{ 白甘味噌 砂糖 米酢 練り辛子 }	20 15 10 1 5 0.5	80g 6 本 大 2・1/3 大 1/2 弱 大 1・1/3 小 1/2 弱	① うどは3cm長さに切り、厚めに皮をむいて、せん切りにし、酢水（分量外）にさらす。 ② わけぎは茹でて、約3cmに切る。 ③ Bを合わせて、酢味噌をつくる。 ④ ①、②の水気をしっかりきって、③で和える。 E 38kcal　P 1.4g　F 0.4g　塩 0.6g
清し汁	カットわかめ こねぎ だし汁 塩 しょうゆ	0.5 5 100 0.6 0.5	2g 2 本 カ 2 小 1/2 小 1/3	 E 3kcal　P 0.2g　F 0.0g　塩 0.8g

小：小さじ　大：大さじ　カ：カップ　　　　1食分合計　E 544kcal　P 25.3g　F 14.9g　塩 3.5g

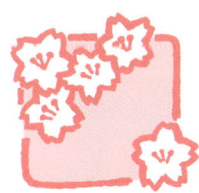

ご飯がすすむ挽肉料理

献立名	材料		1人分(g)	4人分	つくり方			
ご飯	ご飯		150	600g	E 252kcal	P 3.8g	F 0.5g	塩 0.0g
鶏挽肉の磯辺焼き	鶏挽肉（二度挽き）		60	240g	① 鶏挽肉とAをよく練り合わせる。 ② 焼き海苔の上に①をのばし、表面を平らにする。 ③ フライパンに油を熱し、ししとうに竹串で穴をあけ、炒めて取り出す。 ④ ③のフライパンに油を足し、海苔側を上にして入れ、ふたをして約5分焼く。裏返して、ふたをはずし約2分焼く。 ⑤ ④をさまし、適当な大きさに切り分け、器に盛り、③を添える。 ※オーブントースターでも上手に焼ける。			
	A	卵	10	1個				
		しょうが汁	3	大1				
		砂糖	5	大2強				
		しょうゆ	2	小1・1/3				
		酒	5	大1・1/3				
		味噌	5	大1強				
	焼き海苔		0.5	1枚				
	サラダ油		2	小2				
	ししとう		15	8本				
	サラダ油		1	小1	E 154kcal	P 13.8g	F 6.7g	塩 1.1g
ほうれん草と春雨と卵の炒め物	ほうれん草		80	320g	① ほうれん草はかために茹でて水にとり、水気を絞って4〜5cm長さに切る。 ② 春雨はもどし、水気をきって食べやすい長さに切る。 ③ 卵を割りほぐし、フライパンに油の1/3量を熱し、炒り卵をつくり、取り出す。 ④ ③のフライパンに残りの油を熱し、①を入れて炒め、Bで味をつけ、②、③を加える。			
	春雨		5	20g				
	卵		15	1個				
	B	塩	0.5	小1/2弱				
		しょうゆ	3	小2				
		酒	5	大1・1/3				
	サラダ油		5	大1・1/2	E 109kcal	P 3.9g	F 6.9g	塩 1.0g
胡瓜と桜えびのおろし和え	大根		60	240g	① 大根はおろして水気を軽く絞る。 ② きゅうりは薄い小口切りにし、塩をして、しんなりしたら絞る。 ③ 桜えびは、から炒りする。 ④ ①とCを合わせ、②、③を和える。			
	きゅうり		20	80g				
	塩		0.2	小1/5				
	桜えび		1.5	6g				
	C	みりん	5	大1				
		米酢	6	大1・2/3	E 33kcal	P 1.4g	F 0.1g	塩 0.1g
清し汁	カットわかめ		1	4g				
	こねぎ		3	2本				
	だし汁		100	カ2				
	塩		0.6	小1/2				
	しょうゆ		0.5	小1/3	E 5kcal	P 0.6g	F 0.0g	塩 0.9g
小：小さじ　大：大さじ　カ：カップ				1食分合計	E 553kcal	P 23.5g	F 14.2g	塩 3.1g

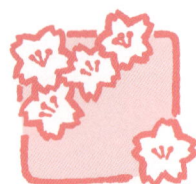

淡泊な魚にはマヨネーズをプラスして

献立名	材料	1人分(g)	4人分	つくり方			
ご飯	ご飯	150	600g	E 252kcal	P 3.8g	F 0.5g	塩 0.0g
鱈のマヨネーズ焼き	鱈	70	70g×4切	① 鱈に塩をふる。			
	塩	0.5	小1/2弱	② ピーマン、椎茸はみじん切りにし、電子レンジで1分加熱してAと合わせる。			
	ピーマン	5	1個	③ フライパンにクッキングシートを敷き、①を並べ、ふたをして弱火で約5分焼き、裏返して②をのせ、ふたをしてさらに焼く。			
	赤ピーマン	5	1個				
	生椎茸	5	2枚				
	A マヨネーズ	10	大3弱	④ ししとうは竹串で穴をあけ、油で炒める。			
	A 片栗粉	1.5	小2	⑤ 器に③を盛り、④を添える。			
	ししとう	10	8本				
	サラダ油	0.5	小1/2	E 140kcal	P 12.9g	F 8.2g	塩 0.9g
白菜の重ね煮	白菜	70	280g	① 白菜はさっと茹でて、ザルにあげ、長さを半分に切る。			
	豚赤身挽肉	25	100g	② 玉ねぎ、人参はみじん切りにし、挽肉、塩、片栗粉とよく混ぜ合わせる。			
	玉ねぎ	25	1/2個				
	人参	15	1/2本	③ ①を広げ、その上に②の1/4量を広げてのせ、また白菜を重ね、②の1/4量を重ねて、さらに白菜を重ねる。これを2組つくる。			
	塩	0.3	小1/4				
	片栗粉	1.5	小2				
	B 砂糖	2	大1弱	④ 鍋に③を並べ、Bを注ぎ、落としぶたをして煮込む。			
	B しょうゆ	3	大2	⑤ ④を1人あたり2～3切れにして器に盛る。			
	B 酒	2	大1/2	⑥ 煮汁は水溶き片栗粉でとろみをつけてかける。			
	B だし汁	50	カ1				
	片栗粉	0.5	小2/3	⑦ 絹さやは茹でて、せん切りにして飾る。			
	水	1	小2/3				
	絹さや	5	8～10枚	E 101kcal	P 5.9g	F 4.1g	塩 0.8g
わけぎとわかめの酢味噌和え	わけぎ	40	160g	① わけぎは茹でて、水気を絞り、3cm長さに切る。			
	生わかめ	15	60g	② 生わかめは茹でて、一口大に切る。			
	C 味噌	7	大1・1/2	③ Cを合わせて火にかけ、ぽってりするまで練り、冷めてから酢と練り辛子を加える。			
	C 砂糖	3	大1・1/3				
	C 酒	3	大2/3	④ ①、②を③で和える。			
	米酢	6	大1・2/3				
	練り辛子	少々	少々	E 46kcal	P 1.8g	F 0.6g	塩 1.1g
清し汁	はんぺん	10	1/2枚				
	糸みつば	5	7～8本				
	だし汁	100	カ2				
	塩	0.6	小1/2				
	しょうゆ	0.5	小1/3	E 12kcal	P 1.4g	F 0.1g	塩 0.9g

小：小さじ　大：大さじ　カ：カップ　　1食分合計　E 551kcal　P 25.8g　F 13.5g　塩 3.7g

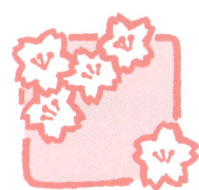

春の香りをたっぷり炊き込んで

献立名	材料	1人分(g)	4人分	つくり方
たけのこご飯	米	73	2合	① 米はAを加え、普通の水加減にしてひと混ぜし、いちょう切りしたたけのこをのせて炊く。 ② 炊きあがったら、さっくり混ぜ合わせる。 ③ 器に盛って木の芽をちらす。 ★たけのこの茹で方 ① たけのこは穂先を斜めにおとし、ぬかと鷹の爪2本を入れて茹でる。 ② ①に竹串を刺して、スーッととおったら火を止め、鍋に入れたままさます（湯止め）。 E 276kcal　P 5.8g　F 0.7g　塩 0.4g
	A　しょうゆ	3	小2	
	酒	5	大1・1/3	
	茹でたけのこ	30	120g	
	木の芽	適宜	適宜	
信田巻き	油揚げ	10	小2枚	① 油揚げは長いほうを開いて油抜きする。 ② ふきは塩で板ずりして茹で、水にとり、根元のほうから皮をむき、4～5cm長さに切る。 ③ Bを合わせ練り混ぜ、油揚げに均一にのせて巻く。巻き終わりを下にして並べ、Cで約10分煮る。②を加えてさらに約5分煮る。 ④ ③を1人3切れに分け、器にふきと盛り合わせ、煮汁をかける。 E 172kcal　P 16.0g　F 6.9g　塩 1.1g
	B　鶏もも挽肉	60	240g	
	冷凍ミックスベジタブル	25	100g	
	卵	10	小1個	
	しょうが汁	1	小1	
	片栗粉	2	大1	
	C　砂糖	4	大1・2/3	
	しょうゆ	7.5	大1・2/3	
	だし汁	80	カ1・1/2	
	ふき	10	40g	
南瓜のサラダ	かぼちゃ	50	200g	① かぼちゃはわたと種を取り除き、蒸して1.5cm角に切る。 ※または電子レンジで3～4分加熱する。 ② きゅうりは小口切りにし、塩をふり、しんなりしたら水気を絞る。 ③ 玉ねぎは薄く切り、水にさらして水気を絞る。 ④ ①、②、③をマヨネーズで和えて塩、こしょうで調味する。 ⑤ 器にサラダ菜を敷き、④を盛り、ミニトマトを飾る。 E 95kcal　P 1.4g　F 4.7g　塩 0.5g
	きゅうり	10	1/2本	
	塩	0.1	小1/10	
	玉ねぎ	5	20g	
	マヨネーズ	6	大1・2/3	
	塩	0.3	小1/4	
	こしょう	少々	少々	
	サラダ菜	5	4枚	
	ミニトマト	10	4個	
春キャベツの浅漬け	キャベツ	50	200g	① キャベツはせん切りにして、塩をふりしんなりしたら水気を絞る。 ② しその葉はせん切りにし、水にさらして絞る。 ③ ①、②を炒りごまと混ぜ合わせる。 E 16kcal　P 0.8g　F 0.5g　塩 0.4g
	塩	0.3	小1/4	
	しその葉	1	4枚	
	白炒りごま	0.7	小1弱	
味噌汁	カットわかめ	1	4g	E 18kcal　P 1.5g　F 0.4g　塩 1.1g
	こねぎ	5	4本	
	だし汁	100	カ2	
	味噌	7	大1・1/2	

小：小さじ　大：大さじ　カ：カップ　　1食分合計　E 577kcal　P 25.5g　F 13.2g　塩 3.5g

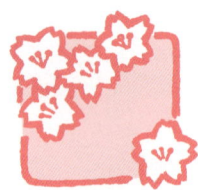

電子レンジで簡単おこわ

献立名	材料	1人分(g)	4人分	つくり方
桜おこわ	もち米 水 桜花の塩漬け	73 55 少々	2合 220g 少々	① 桜の花の塩漬けは、水に浸して塩抜きする。 ② もち米は洗って、たっぷりの水に2時間浸しておく。 ③ ②の水気をよくきり、電子レンジ用の容器に入れて分量の水を加え、ふんわりとラップをかけ、電子レンジで16分加熱する。 ④ ③に①を加えて混ぜ合わせる。 E 260kcal　P 4.5g　F 0.7g　塩 0.2g
鰆の 木の芽味噌 焼き 〈付け合わせ〉 アスパラガスの 天ぷら	鰆 白甘味噌 みりん 木の芽 アスパラガス 天ぷら粉 水 揚げ油	70 12 4 少々 10 1 適宜 適宜	70g×4切 大2・2/3 大1弱 少々 4本 適宜 適宜 適宜	① 味噌、みりん、みじん切りにした木の芽を練り合わせる。 ② グリルで鰆を八分どおり焼き、その上に①をぬり、再び焼いて、うすくこげめをつける。 ③ アスパラガスは1本を3等分にし、衣をつけて揚げる。 E 174kcal　P 15.6g　F 8.2g　塩 0.9g
がんもどきと 春野菜の 炊き合わせ	がんもどき たけのこ 人参 ふき 生椎茸 A｛砂糖 　しょうゆ 　酒 　だし汁	20 30 30 10 10 4 8 3 80	4個 120g 1本 40g 4枚 大1・2/3 大1・2/3 大2/3 カ1・3/5	① がんもどきは湯どおしして、油抜きする。 ② 人参は輪切り、椎茸は軸を取り、たけのこは適当な大きさに切る。 ③ Aで①、②を煮含める。 ④ ふきは板ずりして皮をむき、約4cmの長さに切り、③の煮汁に浸す。 ⑤ 器に③、④を盛り合わせる。 E 94kcal　P 5.5g　F 3.7g　塩 1.1g
キャベツの ごま酢和え	キャベツ ラディッシュ B｛砂糖 　しょうゆ 　米酢 　すりごま	50 5 1.5 3 3 1	200g 2個 小2 小2 大2/3 大1/2	① キャベツは茹でてせん切りにし、水気をよく絞り、Bで和える。 ② 器に①を盛り、ラディッシュをせん切りにしてのせる。 E 28kcal　P 1.1g　F 0.6g　塩 0.4g
ひめ皮の 清し汁	たけのこひめ皮 生わかめ だし汁 塩 しょうゆ	5 10 100 0.6 0.5	20g 40g カ2 小1/2 小1/3	E 5kcal　P 0.7g　F 0.1g　塩 0.9g

小：小さじ　大：大さじ　カ：カップ　　1食分合計　E 561kcal　P 27.4g　F 13.3g　塩 3.5g

26

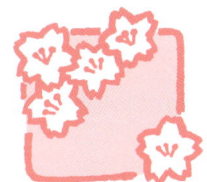

便利な冷凍野菜でおいしい副菜

献立名	材料		1人分(g)	4人分	つくり方			
ご飯	ご飯		150	600g	E 252kcal	P 3.8g	F 0.5g	塩 0.0g
豚ひれ肉の黄金焼き	｛豚ひれ肉 塩 こしょう		60 0.4 少々	240g 小1/3 少々	① 豚ひれ肉は1cm厚さに切り、塩、こしょうをふる。 ② 卵と粉チーズを混ぜる。 ③ ①に小麦粉を薄くまぶし、②をたっぷりつける。 ④ フライパンに油を熱して③を中火で焼き、きれいな焼き色がついたら裏返して焼く。 ⑤ 器にトマトソースを敷いて④を盛り、サラダ菜とミニトマトを添える。			
	小麦粉 卵 粉チーズ サラダ油 トマトソース サラダ菜 ミニトマト		3 15 2 4 15 5 20	大1・1/2 1個 大1・1/3 大1・1/4 大4弱 4枚 8個	E 162kcal	P 17.3g	F 7.4g	塩 0.8g
洋風野菜の炒め煮	ハム 生椎茸 冷凍洋風野菜 しょうが サラダ油		10 10 75 3 3	40g 4枚 1袋(300g) 12g 大1弱	① 椎茸は軸を取り、一口大のそぎ切りにし、しょうがはみじん切りにする。 ② ハムは2cm幅の短冊切りにする。 ③ 油を熱し、①を炒め、火がとおったら②と冷凍洋風野菜を入れ、Aで煮る。 ④ 野菜がやわらかくなったら水溶き片栗粉でとろみをつける。			
	A	砂糖 塩 しょうゆ 酒 コンソメ 水	2 0.3 4 6 0.5 60	大1弱 小1/4 大1弱 大1・2/3 1/2個 カ1・1/5				
	｛片栗粉 水		3 5	大1/2 大1/2	E 99kcal	P 4.3g	F 4.6g	塩 1.4g
うどとわかめの梅和え	うど 生わかめ		30 10	120g 40g	① うどは3cm長さに切り、皮を厚くむいて短冊切りにし、酢水(分量外)にさらし、水気をきる。 ② 生わかめはサッと茹で、水にとり、水気をきって一口大に切る。 ③ ①、②をBで和える。			
	B	練り梅 しょうゆ みりん すりごま	3 1 2 2	小2 小2/3 小1・1/3 大1	E 31kcal	P 0.9g	F 1.1g	塩 0.5g
味噌汁	かぶ かぶの葉 だし汁 味噌		30 10 100 7	2個 40g カ2 大1・1/2	E 24kcal	P 1.6g	F 0.5g	塩 1.0g

小:小さじ 大:大さじ カ:カップ　　1食分合計　E 568kcal　P 27.9g　F 14.1g　塩 3.7g

かつおを、おろし大根で巻いてさっぱりと

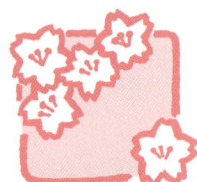

献立名	材料	1人分(g)	4人分	つくり方
ご飯	ご飯	150	600g	E 252kcal　P 3.8g　F 0.5g　塩 0.0g
かつおの若草巻き	かつお生食用 大根 こねぎ しょうが しょうゆ	60 100 2.5 2.5 5	250g 400g 3本 10g 大1強	① かつおは2cm角の棒状にする。 ② 熱湯に①を入れて色が変わったら、すぐに氷水にとってさまし、水気をふき取って冷蔵庫でひやす。 ③ 大根はおろして軽く水気を絞り、小口切りにしたこねぎを混ぜる。 ④ 巻きすを広げ、ラップをその大きさに合わせてのせ、③を①の長さに合わせて平らに広げ、中央に①を置き、巻いて形をととのえる。 ⑤ ラップの上から1人あたり6切れに切り、ラップをはずし、切り口を上にして器に盛る。 ⑥ おろししょうが、しょうゆを添える。 E 92kcal　P 16.4g　F 0.4g　塩 0.8g
牛肉と新ごぼうの炒め煮	牛肉 ごぼう さやいんげん サラダ油 A｛砂糖 　しょうゆ 　酒 　だし汁	15 40 5 4 5 7 4 30	60g 160g 20g 大1・1/4 大2強 大1・1/2 大1強 カ2/3	① 牛肉は1cm幅に切る。 ② ごぼうは皮をこそげ、ささがきにし水にさらしてアクをぬき、その水で茹でて水気をきる。 ③ さやいんげんは茹でて斜め薄切りにする。 ④ 油を熱し①を炒め、②も加えて炒め、Aを入れ汁気がなくなるまで煮る。 ⑤ 器に④を盛り、③を天盛りにする。 E 153kcal　P 3.6g　F 9.5g　塩 1.1g
胡瓜と糸寒天の酢の物	きゅうり 塩 トマト 糸寒天 B｛米酢 　塩 　みりん	30 0.3 10 1 5 0.3 3	1本 小1/4 1/4個 4g 大1・1/3 小1/4 小2	① きゅうりは4cm長さの短冊切りにし、塩をふり、しんなりしたら水気を絞る。 ② トマトは皮を湯むきし、種を取り、短冊切りにする。 ③ 糸寒天を水につけてもどし、水気を絞る。 ④ Bで①、②、③を和える。 E 17kcal　P 0.4g　F 0.0g　塩 0.2g
味噌汁	小松菜 油揚げ だし汁 味噌	20 4 100 7	80g 1/2枚 カ2 大1・1/2	E 34kcal　P 2.3g　F 1.7g　塩 1.0g

小：小さじ　大：大さじ　カ：カップ

1食分合計　E 548kcal　P 26.5g　F 12.1g　塩 3.1g

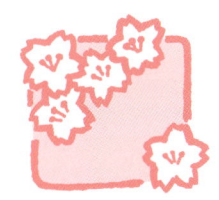

鯵と野菜の蒸しものに銀あんをかけて

献立名	材料	1人分(g)	4人分	つくり方
ピースご飯	米	73	2合	① グリンピースはさやから出して茹で、水につけておく（茹で汁はすてない）。 ② 米は①の茹で汁、酒を加えて少し控えめの水加減で30〜1時間おく。塩を加えて炊く。 ③ 炊きあがったら①の水気をきって混ぜる。 E 277kcal　P 5.5g　F 0.7g　塩 0.2g
	塩	0.2	小 1/5	
	酒	2.5	小 2	
	グリンピース（生）	15	60g	
鯵の野菜巻き蒸し	鯵（三枚おろし）	60	60g×4枚	① 鯵は小骨を除き、厚みが均一になるように切り開き、しょうゆ、みりんに漬けて約30分おく。 ② 人参はせん切りにして茹でる。 ③ さやいんげんは茹でて、斜め薄切りにする。 ④ ①の汁気をきり、皮を下にして②、③をのせて巻き、皿に並べる。 ⑤ ④を蒸気のあがった蒸し器に入れ、中火で7〜8分蒸す。 ⑥ 小鍋にAを煮立て、水溶き片栗粉でとろみをつける。 ⑦ 器に⑤を半分に切って盛り、⑥をかける。 E 97kcal　P 13.2g　F 2.1g　塩 1.4g
	しょうゆ	6	大 1·1/3	
	みりん	4	大 1弱	
	人参	15	60g	
	さやいんげん	10	40g	
	A 塩	0.2	小 1/5	
	A しょうゆ	0.5	小 1/3	
	A だし汁	20	カ 1/2弱	
	片栗粉	0.5	小 1弱	
	水	1	小 1弱	
アスパラガスと卵の炒め物	アスパラガス	30	6本	① アスパラガスは根元のかたい部分をとり、少しかために茹でて、斜め薄切りにする。 ② フライパンに分量の半分の油を熱し、卵を溶いて入れ、炒り卵をつくり皿にとる。 ③ フライパンに残りの油を熱し、①を炒め、塩、こしょうで調味し、②をもどして合わせる。 E 98kcal　P 4.5g　F 8.2g　塩 0.5g
	卵	30	2個	
	塩	0.4	小 1/3	
	こしょう	少々	少々	
	サラダ油	5	大 1·1/2	
キャベツの香り和え	キャベツ	50	200g	① キャベツはせん切りにして塩をふり、さっと混ぜておく。 ② しそのはせん切りにして、水にさらし、水気を絞る。 ③ ①をかるく絞り、②と炒りごまを加えて合わせる。 E 26kcal　P 1.1g　F 1.2g　塩 0.4g
	塩	0.5	小 1/2弱	
	しその葉	1	4枚	
	ごま	2	大 1	
味噌汁	かぶ	20	1個	
	かぶの葉	5	20g	
	油揚げ	4	2/3枚	
	だし汁	100	カ 2	
	味噌	7	大 1·1/2	E 40kcal　P 2.4g　F 2.1g　塩 1.0g

小：小さじ　大：大さじ　カ：カップ

1食分合計　E 538kcal　P 26.7g　F 14.3g　塩 3.5g

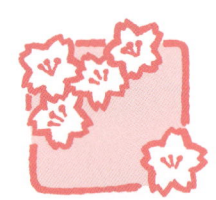

ハンバーグを煮こんでやわらかく、食べやすく

献立名	材料	1人分(g)	4人分	つくり方
ご飯	ご飯	150	600g	E 252kcal　P 3.8g　F 0.5g　塩 0.0g
煮込みハンバーグ	牛挽肉	30	120g	① Bの玉ねぎはみじん切りにして油で炒め、さまします。
	豚挽肉	30	120g	② 生パン粉は牛乳でしとらせる。
	A 卵	10	1個	③ 挽肉に①、②、Aを加えてよく練り合わせ、ハンバーグ種をつくる。8等分し、小判形にする。
	A 塩	0.3	小 1/4	
	A こしょう	少々	少々	
	A ナツメグ	少々	少々	
	B 玉ねぎ	20	1/2個	④ Cの玉ねぎを薄切りにし、厚手の鍋にバターを熱して炒め、Dを加えて約5分煮る。
	B サラダ油	1	小 1	
	生パン粉	4	16g	⑤ 人参はシャトー形に切り、椎茸は軸を取り除き、④に加えて煮る。
	牛乳	10	大 3弱	
	サラダ油	2	小 2	⑥ フライパンに油を熱し、③の両面に焼き色をつけ、⑤に入れて15分煮込む。
	C 玉ねぎ	30	1/2個	
	C バター	1.5	小 1・1/2	⑦ 器に⑥を盛り、パセリのみじん切りをちらす。
	D トマト水煮缶	50	1/2缶(200g)	
	D 白ワイン	10	大 3弱	
	D 固形コンソメ	0.5	1/2個	
	D 水	60	カ 1・1/5	
	D 砂糖	0.5	小 2/3	
	D 塩	0.5	小 1/2 弱	
	D しょうゆ	0.7	小 1/2	
	D ベイリーフ	1/2枚	2枚	
	人参	20	1/2本	
	生椎茸	20	8枚	
	パセリ	1	少々	E 222kcal　P 16.4g　F 10.9g　塩 1.5g
大根とほたてのサラダ	大根	60	240g	① 大根は4cm長さの細いせん切りにし、塩をふり、しんなりしたら水気を絞る。
	塩	0.6	小 1/2	
	ほたて貝柱(缶)	10	40g	② ほたて缶は汁をきり、身をほぐす。
	B マヨネーズ	4	大 1強	③ ①、②をBで和える。
	B こしょう	少々	少々	④ 器にサラダ菜を敷き、③を盛る。
	B レモン汁	2	1/2個	
	サラダ菜	5	4枚	E 50kcal　P 2.3g　F 3.1g　塩 0.7g
菜の花の辛子和え	菜の花	40	160g	① 菜の花は茹でて、3〜4cm長さに切る。
	C しょうゆ	3	小 2	② ①をCで和える。
	C みりん	1	小 2/3	
	C 練り辛子	0.5	小 1/2	E 19kcal　P 2.0g　F 0.2g　塩 0.4g
味噌汁	カットわかめ	0.5	2g	
	こねぎ	5	3〜4本	
	だし汁	100	カ 2	
	味噌	7	大 1・1/2	E 18kcal　P 1.3g　F 0.5g　塩 1.1g

小:小さじ　大:大さじ　カ:カップ　　1食分合計　E 561kcal　P 25.8g　F 15.2g　塩 3.7g

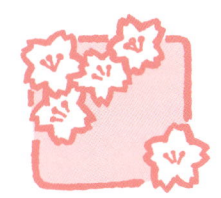

鮭と野菜の旨味が溶けあって、おいしい！

献立名	材料	1人分(g)	4人分	つくり方
みょうが寿司	米	73	2合	① しょうがは薄切り、みょうがは縦半分に切り、茹でる。 ② Aに①を約30分漬けて、せん切りにする。 ③ ご飯はかために炊いて飯台に移し、②の漬け汁を大3弱かけ、切るように加えて寿司飯をつくる。 ④ 水気を絞った②と③とごまを加えてさっくり混ぜる。 E 299kcal　P 5.5g　F 2.9g　塩 0.5g
	みょうが	15	3個	
	新しょうが	10	40g	
	A 砂糖	1.5	小2	
	塩	0.5	小1/2弱	
	米酢	10	大3弱	
	白炒りごま	4	大2	
甘塩鮭の ホイル焼き	甘塩鮭	50	50g×4切	① 玉ねぎは縦半分にして薄切りにし、人参はせん切り、椎茸は薄切りにする。 ② しその葉はせん切りにする。 ③ アルミホイルにバターを塗って、片栗粉を薄く敷き、①をのせて、コンソメをふる。その上に甘塩鮭をおき、②をのせて包む。 ④ フライパンに水150mlを入れ、③をおき、ふたをして約10分蒸し焼きにする。 ※またはオーブントースターで10〜15分焼く。 E 129kcal　P 12.0g　F 6.5g　塩 1.1g
	玉ねぎ	40	1/2個	
	人参	5	20g	
	生椎茸	10	4枚	
	しその葉	1	4枚	
	片栗粉	0.5	小2/3	
	コンソメ	0.5	小1	
	バター	1	小1	
南瓜の煮物	かぼちゃ	60	240g	① かぼちゃはわたと種を取り除き、一口大に切る。 ② 絹さやは、さっと茹でておく。 ③ Bを合わせて沸騰させ、①を煮含める。 ④ 器に③を盛り、②を添える。 E 75kcal　P 1.7g　F 0.2g　塩 0.7g
	B 砂糖	4	大1・2/3	
	しょうゆ	4.5	大1	
	だし汁	50	カ1	
	絹さや	5	12枚	
ささ身入り 野菜サラダ	鶏ささ身	15	1・1/2枚	① 鶏ささ身はすじを取り除き、耐熱皿にのせて酒を少々ふりかけ、ラップをかけ、電子レンジで2〜3分加熱する。あら熱がとれたらさく。 ② レタスは短冊切り、きゅうりは縦半分に切り、斜め薄切りにする。 ③ ①、②をCで和える。 ④ トマトは皮を湯むきして、種を取り、大豆粒大に切る。 ⑤ 器に③を盛り、④をちらす。 E 60kcal　P 3.9g　F 3.9g　塩 0.3g
	酒	少々	少々	
	レタス	30	120g	
	きゅうり	10	1/2本	
	C マヨネーズ	5	大1・1/2	
	塩	0.2	小1/5	
	こしょう	少々	少々	
	トマト	10	40g	
味噌汁	絹ごし豆腐	20	80g	
	こねぎ	5	20g	
	だし汁	100	カ2	
	味噌	7	大1・1/2	E 28kcal　P 2.2g　F 1.0g　塩 1.0g

小：小さじ　大：大さじ　カ：カップ　　　1食分合計　E 591kcal　P 25.3g　F 14.5g　塩 3.6g

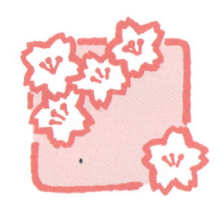

春の野をイメージして

献立名	材料	1人分(g)	4人分	つくり方			
ご飯	ご飯	150	600g	E 252kcal	P 3.8g	F 0.5g	塩 0.0g
鰆の菜の花焼き	鰆	60	60g×4切	① 鰆はしょうゆ、酒に漬けておく。 ② みつばは2cm長さに切り、玉ねぎは半分に切ってから薄切りにする。 ③ 卵に砂糖、しょうゆを混ぜ、②を加えて合わせる。 ④ 天板にクッキングシートを敷いて①の水気をきって並べ、200℃のオーブンで八分どおり焼いて③をのせ、軽くこげ目がつくまで焼く。			
	しょうゆ	3	小2				
	酒	2	大1/2				
	卵	25	2個				
	砂糖	1.5	小2				
	しょうゆ	3	小2				
	新玉ねぎ	15	1/2個				
	糸みつば	10	40g	E 163kcal	P 15.8g	F 8.4g	塩 1.1g
春雨サラダ	春雨	8	30g	① 春雨は茹でて水気をよくきり、4〜5cm長さに切る。 ② きゅうりはせん切りにして塩をふり、しんなりしたら水気を絞る。 ③ トマトは皮を湯むきして、7〜8mm厚さのいちょう切り、または半月切りにする。 ④ ①、②をAで和える。 ⑤ 器に③を円状に並べ、その上に④を盛る。			
	きゅうり	25	1本				
	塩	0.2	小1/5				
	A マヨネーズ	6	大1・2/3				
	A 塩	0.4	小1/3				
	A こしょう	少々	少々				
	トマト	50	1個	E 83kcal	P 0.7g	F 4.6g	塩 0.7g
かぶの甘酢	かぶ	40	2個	① かぶはいちょう切りにして塩をふり、しんなりしたら水気をきる。 ② 人参はいちょう切りにして茹でる。 ③ Bを合わせて、①、②を和える。			
	塩	0.4	小1/3				
	人参	5	20g				
	B 砂糖	0.5	小2/3				
	B みりん	2	小1・1/3				
	B 米酢	7	大2弱	E 20kcal	P 0.3g	F 0.0g	塩 0.3g
味噌汁	かぶの葉	10	40g				
	油揚げ	4	1/2枚				
	だし汁	100	カ2				
	味噌	7	大1・1/2	E 33kcal	P 2.1g	F 1.8g	塩 1.0g

小:小さじ　大:大さじ　カ:カップ　　1食分合計　E 551kcal　P 22.7g　F 15.3g　塩 3.1g

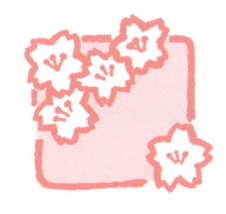

春のデザート

料理名	材料	1人分(g)	4人分	つくり方
草もち	だんご粉	12	50g	① ボウルにだんご粉を入れ、水を加えてよくこね、耳たぶくらいのやわらかさにし、適当な大きさにちぎって茹でる。 ② すり鉢で茹でたよもぎをよくすり、①を加え、よくついて混ぜ合わせ、4等分する。 ③ 粒あんも4等分し、大福餅をつくる要領で②で包み込む。 E 82kcal　P 1.8g　F 0.2g　塩 0.0g
	水	7.5	大2	
	よもぎ(茹)	4	15g	
	粒あん	15	60g	

料理名	材料	1人分(g)	4人分	つくり方
桜もち	道明寺粉	13	50g	① 桜葉の塩漬けは水に漬けて塩抜きする。 ② 道明寺粉に水を加え、竹串などで食紅をほんの少々加えてかき混ぜ、1時間置く。 ③ ②にラップをかけ、電子レンジで4分加熱し、2〜3分蒸らし、砂糖を加えて混ぜる。 ④ ③とこしあんをそれぞれ4等分し、③を手に取ってのばし、あんを包み、①で包む。 E 93kcal　P 1.8g　F 0.2g　塩 0.0g
	水	22	大6	
	食 紅	少々	少々	
	砂 糖	2	大1	
	こしあん	15	60g	
	桜葉の塩漬け	1枚	4枚	

料理名	材料	1人分(g)	6人分	つくり方
わらびもち	わらびもち粉	8	50g	① Aを鍋に入れてよく合わせ、こして火にかけ、中火で練りながら透明感がでるまで練り上げる。 ② きな粉を敷いたバットに①を流し、ひやす。 ③ 適当な大きさに切る。 E 99kcal　P 3.9g　F 0.8g　塩 0.1g
	A スキムミルク	8	50g	
	A 黒砂糖	4	25g	
	A 砂糖	4	25g	
	A 水	75	カ 1・1/2	
	きな粉	3	適宜	

料理名	材料	1人分(g)	4人分	つくり方
抹茶白玉	白玉粉	10	40g	① 白玉粉は耳たぶくらいのやわらかさにして一口大に丸め、中央をくぼませる。 ② 鍋に湯を沸かし、①を1つずつ落とし、浮き上がってきたら水にとる。 ③ 抹茶を湯で溶き、砂糖を加えて少しさまし、Aを加えてよくかき混ぜ、レンジにかけてとろみをつけ、さます。 ④ 器に③を注ぎ、②と苺、オレンジを盛る。 E 82kcal　P 0.9g　F 0.1g　塩 0.0g
	水	10	大3弱	
	砂 糖	9	大4	
	抹 茶	0.1	小1弱	
	湯	7.5	大2	
	A 片栗粉	0.5	小1弱	
	A 水	18	大5弱	
	苺	15	60g	
	オレンジ	10	40g	

小：小さじ　大：大さじ　カ：カップ

料理名	材料	1人分(g)	4人分	つくり方
みつ豆	粉寒天	1	4g	① 分量の水に寒天を入れ、かき混ぜながら煮溶かし、約2分間沸騰させてこす。
	水	100	カ2	② 水でぬらした型に①を1cm厚さに流し、ひやして固め1cm角に切る。
	赤えんどう	5	20g	③ Aを煮溶かして黒みつをつくり、ひやす。
	キウイフルーツ	10	40g	④ 器に寒天を入れ、赤えんどう、果物を彩りよく盛り、③をかける。
	オレンジ	10	40g	
	黒みつ		(15人分)	
	A 黒砂糖	7	100g	
	砂糖	3	50g	
	水	13	カ1	E 62kcal　P 1.0g　F 0.1g　塩 0.0g

料理名	材料	1人分(g)	4人分	つくり方
苺ゼリー	苺	50	200g	① ゼラチンは熱湯にふり入れ、かき混ぜながら完全に溶かす。
	A 砂糖	9	大4	② Aを合わせフードプロセッサーにかける（または裏ごし）。
	水	10	大3弱	③ ②をボウルにあけ、①とレモン汁を加えて混ぜ、水で濡らした型に入れ、冷蔵庫に入れてひやし固める。
	レモン汁	1.5	少々	
	ゼラチン	1.5	6g	
	熱湯	15	60ml	
	生クリーム	10	大3弱	④ 生クリームは砂糖を加えて半立てにする。
	砂糖	3	大1・1/3	⑤ 器に③を型から抜いて盛り、④をかけ、ハーブを飾る。
	ハーブ	適宜	適宜	E 112kcal　P 2.0g　F 4.6g　塩 0.0g

料理名	材料	1人分(g)	4人分	つくり方
豆乳ゼリー 苺ソース	ゼラチン	1.2	1袋(5g)	① ゼラチンは熱湯にふり入れ、かき混ぜて完全に溶けたら砂糖を加えて溶かす。
	熱湯	40	150ml	② 大豆飲料に①を加えて混ぜ合わせ、水で濡らしたゼリー型に流し入れ、冷蔵庫でひやし固める。
	砂糖	9	大4	
	まるごと大豆飲料	30	120ml	
	苺	20	80g	③ 苺はみじん切りにし、砂糖とレモン汁を合わせて苺ソースをつくり、ひやす。
	砂糖	2	大1弱	④ 器に②を型から抜いて盛り、③をかけ、ハーブを飾る。
	レモン汁	少々	小1	
	ハーブ	適宜	適宜	E 67kcal　P 2.3g　F 0.6g　塩 0.0g

料理名	材料	1人分(g)	5人分	つくり方
人参ゼリー	人参	20	100g	① 人参は皮をむいて4つ割りにし、ラップに包み、電子レンジで2～3分加熱してから、すり下ろす。
	ゼラチン	1.5	1・1/2袋	② ゼラチンは分量の水でしとらせ、電子レンジで約1～1分10秒加熱して溶かす。
	水	10	大3強	
	A オレンジジュース	40	カ1	③ ボウルに①とAを入れ、②が熱いうちに加えて手早く混ぜる。
	レモン汁	3	大1	④ 水でぬらしたゼリー型に流し入れ、冷蔵庫でひやし固める。
	砂糖	10	大6弱	
	レモン薄切り	適宜	適宜	⑤ 器に④をあけ、いちょう切りにしたレモンとミントを飾る。
	ミント	適宜	適宜	E 69kcal　P 1.7g　F 0.1g　塩 0.0g

小：小さじ　大：大さじ　カ：カップ

夏の献立

ご飯にみょうがの風味がさわやか

献立名	材料	1人分(g)	4人分	つくり方
みょうが ご飯	ご飯 みょうが 梅干し 枝豆 白炒りごま	150 7 3 5 1	600g 2〜3個 1〜2個 20g 小1強	① みょうがは縦半分にして薄切りにし、水にさらしてから水気をきる。 ② 梅干しは種を除き、包丁でたたく。枝豆は茹でて、さやから出しておく。 ③ 温かいご飯に①、②と炒りごまを加えて、さっくりと混ぜ合わせる。 E 267kcal　P 4.6g　F 1.3g　塩 0.7g
天ぷら	えび かぼちゃ さやいんげん 〔天ぷら粉 〔水 揚げ油 塩	40 25 5 7 適宜 適宜 0.3	8本 100g 4本 適宜 適宜 適宜 小1/4	① えびは殻をむき、背わたを取り除き、尾先を切って水を出し、腹側に数か所切り込みを入れる。 ② かぼちゃは8切れの薄切りにし、さやいんげんは3〜4cmの長さに切る。 ③ 天ぷら粉を冷水でさっと溶く。 ④ 油を180℃に熱し、②に衣をつけて揚げ、①も同様に揚げる。 ⑤ 天ぷら紙を敷いた器に④を盛り、塩を添える。 E 146kcal　P 8.5g　F 7.3g　塩 0.5g
凍り豆腐と根菜の炊き合わせ	凍り豆腐 人参 ごぼう 絹さや A〔砂糖 　〔塩 　〔しょうゆ 　〔みりん 　〔だし汁	8 20 20 5 2.5 0.5 2 5 75	2枚 1/2本 80g 12枚 大1強 小1/2弱 小1・1/3 大1強 カ1・1/2	① 凍り豆腐は表示どおりにもどして、軽く水気を絞る。 ② 人参は8切れの輪切りにする。 ③ ごぼうは斜め切りにして水に放ち、アク抜きをし、アク抜きした水で茹でる。 ④ 絹さやは色よく茹でる。 ⑤ Aで①、②、③を煮含める。 ⑥ 器に⑤を盛りつけ、④を添える。 E 89kcal　P 5.0g　F 2.7g　塩 1.0g
胡瓜もみ	〔きゅうり 〔塩 しょうが しょうゆ	40 0.4 5 0.5	1・1/2本 小1/3 20g 小1/3	① きゅうりは小口切りにし、塩をふり、しんなりしたら水気を絞る。 ② しょうがはせん切りにして水にさらし、水気をきる。 ③ ①、②をしょうゆで和える。 E 7kcal　P 0.5g　F 0.1g　塩 0.5g
味噌汁	木綿豆腐 カットわかめ だし汁 味噌	30 0.5 100 7	1/3丁 2g カ2 大1・1/2	E 38kcal　P 3.2g　F 1.7g　塩 1.1g

小：小さじ　大：大さじ　カ：カップ　　1食分合計　E 547kcal　P 21.8g　F 13.1g　塩 3.8g

揚げないでつくる南蛮漬け

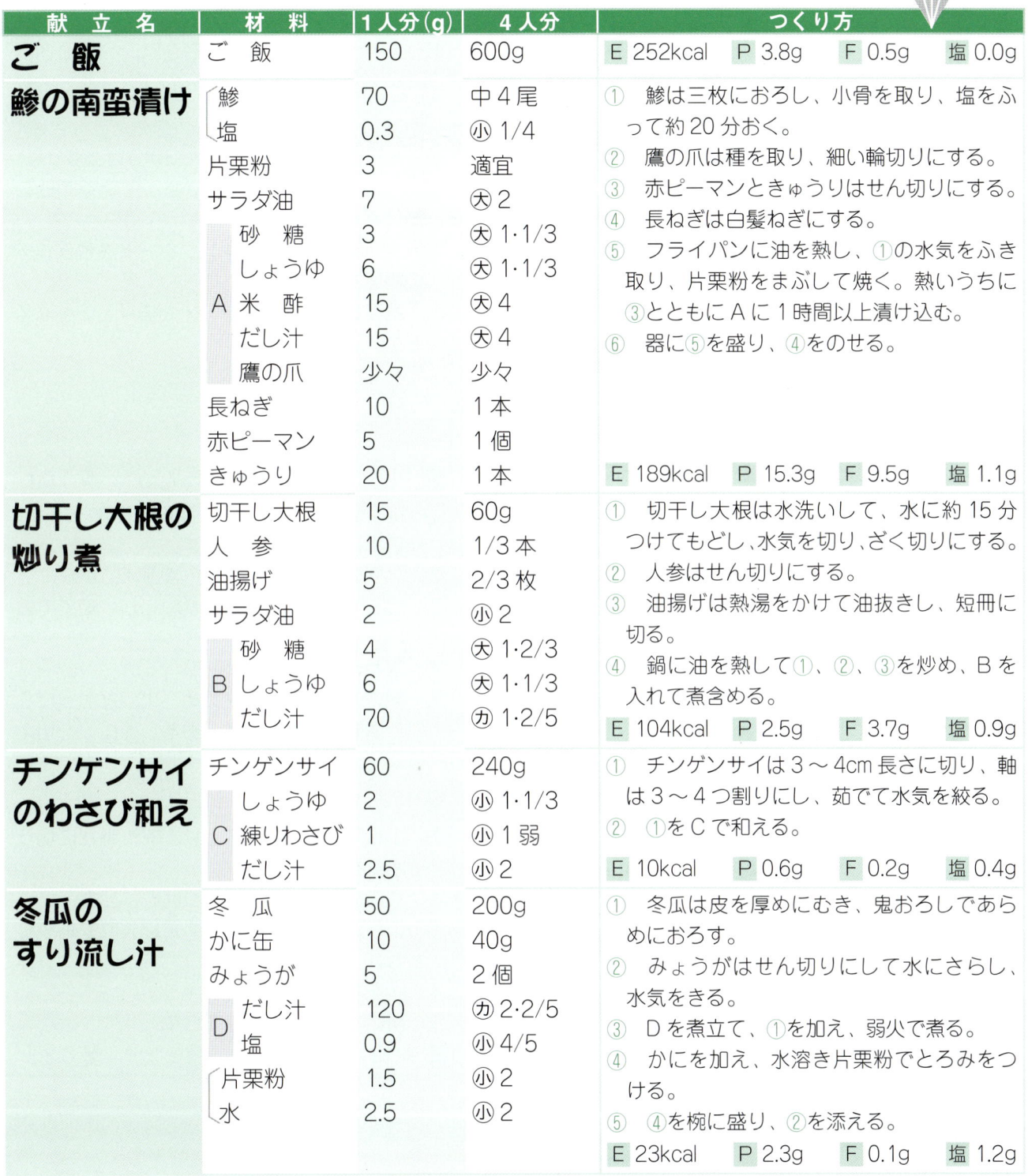

献立名	材料		1人分(g)	4人分	つくり方
ご飯	ご飯		150	600g	E 252kcal　P 3.8g　F 0.5g　塩 0.0g
鯵の南蛮漬け		鯵	70	中4尾	① 鯵は三枚におろし、小骨を取り、塩をふって約20分おく。
		塩	0.3	小1/4	② 鷹の爪は種を取り、細い輪切りにする。
	片栗粉		3	適宜	③ 赤ピーマンときゅうりはせん切りにする。
	サラダ油		7	大2	④ 長ねぎは白髪ねぎにする。
	A	砂糖	3	大1·1/3	⑤ フライパンに油を熱し、①の水気をふき取り、片栗粉をまぶして焼く。熱いうちに③とともにAに1時間以上漬け込む。
		しょうゆ	6	大1·1/3	
		米酢	15	大4	
		だし汁	15	大4	⑥ 器に⑤を盛り、④をのせる。
		鷹の爪	少々	少々	
	長ねぎ		10	1本	
	赤ピーマン		5	1個	
	きゅうり		20	1本	E 189kcal　P 15.3g　F 9.5g　塩 1.1g
切干し大根の炒り煮	切干し大根		15	60g	① 切干し大根は水洗いして、水に約15分つけてもどし、水気を切り、ざく切りにする。
	人参		10	1/3本	② 人参はせん切りにする。
	油揚げ		5	2/3枚	③ 油揚げは熱湯をかけて油抜きし、短冊に切る。
	サラダ油		2	小2	
	B	砂糖	4	大1·2/3	④ 鍋に油を熱して①、②、③を炒め、Bを入れて煮含める。
		しょうゆ	6	大1·1/3	
		だし汁	70	カ1·2/5	E 104kcal　P 2.5g　F 3.7g　塩 0.9g
チンゲンサイのわさび和え	チンゲンサイ		60	240g	① チンゲンサイは3～4cm長さに切り、軸は3～4つ割りにし、茹でて水気を絞る。
	C	しょうゆ	2	小1·1/3	② ①をCで和える。
		練りわさび	1	小1弱	
		だし汁	2.5	小2	E 10kcal　P 0.6g　F 0.2g　塩 0.4g
冬瓜のすり流し汁	冬瓜		50	200g	① 冬瓜は皮を厚めにむき、鬼おろしであらめにおろす。
	かに缶		10	40g	
	みょうが		5	2個	② みょうがはせん切りにして水にさらし、水気をきる。
	D	だし汁	120	カ2·2/5	③ Dを煮立て、①を加え、弱火で煮る。
		塩	0.9	小4/5	④ かにを加え、水溶き片栗粉でとろみをつける。
		片栗粉	1.5	小2	
		水	2.5	小2	⑤ ④を椀に盛り、②を添える。
					E 23kcal　P 2.3g　F 0.1g　塩 1.2g

小：小さじ　大：大さじ　カ：カップ　　　　1食分合計　E 578kcal　P 24.5g　F 14.0g　塩 3.6g

ちょっぴり辛みをきかせて食欲増進

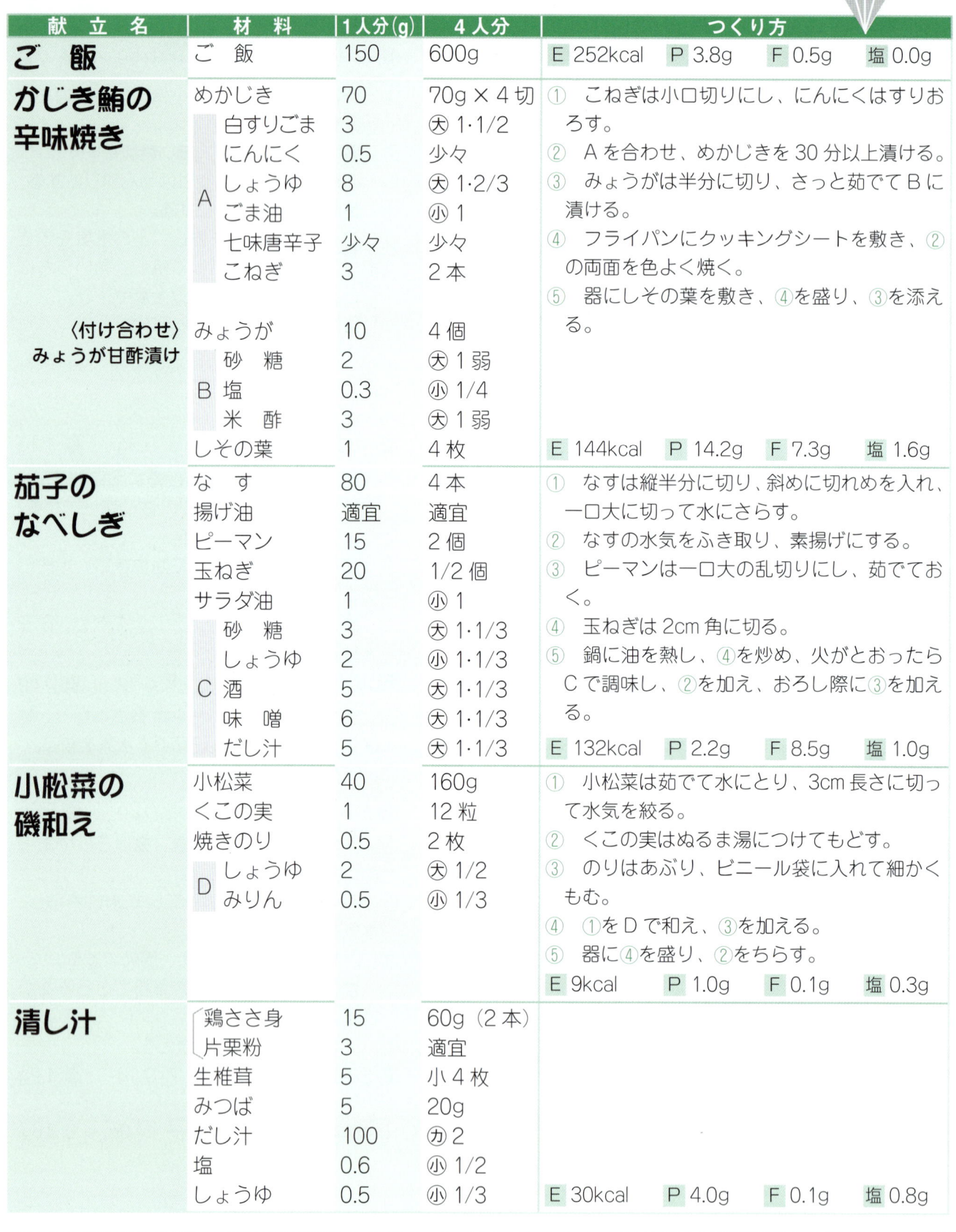

献立名	材料		1人分(g)	4人分	つくり方
ご飯	ご飯		150	600g	E 252kcal　P 3.8g　F 0.5g　塩 0.0g
かじき鮪の辛味焼き	めかじき		70	70g×4切	① こねぎは小口切りにし、にんにくはすりおろす。
	A	白すりごま	3	大1･1/2	② Aを合わせ、めかじきを30分以上漬ける。
		にんにく	0.5	少々	③ みょうがは半分に切り、さっと茹でてBに漬ける。
		しょうゆ	8	大1･2/3	④ フライパンにクッキングシートを敷き、②の両面を色よく焼く。
		ごま油	1	小1	⑤ 器にしその葉を敷き、④を盛り、③を添える。
		七味唐辛子	少々	少々	
		こねぎ	3	2本	
〈付け合わせ〉みょうが甘酢漬け	みょうが		10	4個	
	B	砂糖	2	大1弱	
		塩	0.3	小1/4	
		米酢	3	大1弱	
	しその葉		1	4枚	E 144kcal　P 14.2g　F 7.3g　塩 1.6g
茄子のなべしぎ	なす		80	4本	① なすは縦半分に切り、斜めに切れめを入れ、一口大に切って水にさらす。
	揚げ油		適宜	適宜	② なすの水気をふき取り、素揚げにする。
	ピーマン		15	2個	③ ピーマンは一口大の乱切りにし、茹でておく。
	玉ねぎ		20	1/2個	④ 玉ねぎは2cm角に切る。
	サラダ油		1	小1	⑤ 鍋に油を熱し、④を炒め、火がとおったらCで調味し、②を加え、おろし際に③を加える。
	C	砂糖	3	大1･1/3	
		しょうゆ	2	小1･1/3	
		酒	5	大1･1/3	
		味噌	6	大1･1/3	
		だし汁	5	大1･1/3	E 132kcal　P 2.2g　F 8.5g　塩 1.0g
小松菜の磯和え	小松菜		40	160g	① 小松菜は茹でて水にとり、3cm長さに切って水気を絞る。
	くこの実		1	12粒	② くこの実はぬるま湯につけてもどす。
	焼きのり		0.5	2枚	③ のりはあぶり、ビニール袋に入れて細かくもむ。
	D	しょうゆ	2	大1/2	④ ①をDで和え、③を加える。
		みりん	0.5	小1/3	⑤ 器に④を盛り、②をちらす。
					E 9kcal　P 1.0g　F 0.1g　塩 0.3g
清し汁	鶏ささ身		15	60g(2本)	
	片栗粉		3	適宜	
	生椎茸		5	小4枚	
	みつば		5	20g	
	だし汁		100	カ2	
	塩		0.6	小1/2	
	しょうゆ		0.5	小1/3	E 30kcal　P 4.0g　F 0.1g　塩 0.8g

小：小さじ　大：大さじ　カ：カップ

1食分合計　E 567kcal　P 25.2g　F 16.5g　塩 3.7g

三種類の味を楽しむ揚げ物料理

献立名	材料	1人分(g)	4人分	つくり方
ご飯	ご飯	150	600g	E 252kcal　P 3.8g　F 0.5g　塩 0.0g
三色揚げ	｢きす	40	8枚	① きすは酒をふって10分くらいおく。
	｣酒	少々	少々	② えびは背わたをとり、尾を残して殻をむき、尾先を切って水を出し、腹側に2～3か所切りこみを入れる。
	えび	20	4尾	
	｢天ぷら粉	8	適宜	③ 天ぷら粉を水で溶き、3等分して、それぞれに青のり、ゆかり、カレー粉を入れて、衣をつくる。
	｣水	適宜	適宜	
	青のり	0.5	小 1/2	
	ゆかり	0.5	小 1/2	④ えびは青のり入り、きすはゆかり入り、カレー粉入りの衣をそれぞれつけて揚げる。
	カレー粉	0.5	小 1/2	
	かぼちゃ	20	80g	⑤ かぼちゃはくし形に切り、ししとうは竹串で刺して穴をあけて素揚げにする。
	ししとう	10	4本	
	揚げ油	適宜	適宜	⑥ 器に④、⑤を盛り合わせ、塩をふって、くし形に切ったレモンを添える。
	塩	0.5	小 2/3	
	レモン汁	5	1/2個	E 186kcal　P 12.7g　F 9.5g　塩 0.8g
ひじきの煮物	ひじき	7	28g	① ひじきは水でもどし、水気をきっておく。
	人参	10	1/3本	② 人参はせん切りにする。
	油揚げ	5	2/3枚	③ 油揚げは熱湯をかけて油抜きし、短冊に切る。
	豚もも肉	10	40g	
	サラダ油	1	小 1	④ 豚もも肉はせん切りにする。
	A 砂糖	2	大 1弱	⑤ 鍋に油を熱し、④、①、②の順に炒め、油がまわったら③を入れ、Aを加えて、汁気がなくなるまで弱火で煮る。
	A しょうゆ	5	大 1強	
	A だし汁	70	カ 1・1/2弱	E 69kcal　P 4.5g　F 3.4g　塩 0.9g
即席柴漬け	なす	30	1・1/2本	① なすときゅうりは縦半分にして5mm厚さの斜め切りにし、塩をふり、しんなりしたら絞る。
	きゅうり	30	1本	
	塩	0.6	小 1/2	
	みょうが	5	2個	② みょうがは縦に薄切り、しょうがはせん切りにする。
	しょうが	1	1かけ	
	B 塩	0.3	小 1/4	③ Bに②を10分くらい漬けておく。
	B 砂糖	0.3	小 1/2	④ ①、③を漬け汁ごと混ぜ合わせる。
	B 米酢	5	大 1・1/3	E 15kcal　P 0.7g　F 0.1g　塩 0.8g
味噌汁	木綿豆腐	40	1/2丁	
	こねぎ	5	4本	
	だし汁	100	カ 2	
	味噌	7	大 1・1/2	E 46kcal　P 3.9g　F 2.1g　塩 1.0g

小：小さじ　大：大さじ　カ：カップ　　1食分合計　E 568kcal　P 25.6g　F 15.6g　塩 3.5g

味のコントラストを楽しんで

献立名	材料	1人分(g)	4人分	つくり方			
ご飯	ご飯	150	600g	E 252kcal	P 3.8g	F 0.5g	塩 0.0g
鶏の つくね焼き	鶏もも皮なし挽肉	70	280g	① ごぼうは皮をこそげ、みじん切りにして水に放し、水気をきる。 ② 長ねぎ、人参、椎茸はみじん切りにする。 ③ ボウルに挽肉と卵、しょうゆ、しょうが汁、片栗粉を加えてよく混ぜ、粘りがでてきたら、①、②とサラダ油を加え、さらによく混ぜ合わせ、小判形にかたちづくる。 ④ フライパンにサラダ油を熱し、③を入れて中火で焼き、焼き色がついたら裏返して同様に焼く。 ⑤ ④にAを加え、フライパンを動かしながら途中で2～3回返して、汁気がなくなるまで焼く。 ※竹串を刺して澄んだ汁が出るようになると焼けている。 ⑥ 器にサラダ菜を敷いて、⑤を盛り、ミニトマトを添える。			
	卵	10	1個				
	しょうゆ	3	小2				
	しょうが汁	1	小1				
	片栗粉	0.5	小2/3				
	ごぼう	5	20g				
	長ねぎ	5	20g				
	人参	5	20g				
	生椎茸	5	20g				
	サラダ油	2	小2				
	サラダ油	4	大1・1/4				
	A 砂糖	1	大1/2弱				
	A しょうゆ	4	大1弱				
	A みりん	4	大1弱				
	サラダ菜	5	4～8枚				
	ミニトマト	20	8個	E 186kcal	P 15.6g	F 9.8g	塩 1.2g
かぶのくず煮	かぶ	80	4個	① かぶは皮をむいて1/2～1/4に切る。 ② かぶの葉はやわらかい部分を茹でて1cm弱に切る。 ③ ①をBでやわらかくなるまで煮て、かに缶を汁ごと加え、水溶き片栗粉でとろみをつける。 ④ 器に③を盛り、②をのせて、煮汁を上からかける。			
	かに缶	10	40g				
	かぶの葉	10	40g				
	B しょうゆ	2	小1・1/3				
	B 塩	0.1	小1/10				
	B だし汁	50	カ1				
	片栗粉	1.5	小2				
	水	2.5	小2	E 33kcal	P 2.6g	F 0.1g	塩 0.6g
オクラの 梅和え	オクラ	25	8本	① オクラは塩でこすり、うぶ毛をとって茹で、小口切りにし、ネバネバするまでよく混ぜる。 ② ①をCで和える。			
	C しょうゆ	1.5	小1				
	C みりん	1.5	小1				
	C 白すりごま	2	大1				
	C 練り梅	2	大2/3	E 28kcal	P 1.1g	F 1.1g	塩 0.4g
味噌汁	油揚げ	4	2/3枚				
	カットわかめ	0.5	2g				
	だし汁	100	カ2				
	味噌	7	大1・1/2	E 31kcal	P 1.9g	F 1.7g	塩 1.1g

小：小さじ　大：大さじ　カ：カップ　　1食分合計　E 530kcal　P 25.0g　F 13.2g　塩 3.3g

下味しっかり 冷めてもおいしい魚料理

献立名	材料		1人分(g)	4人分	つくり方			
ご飯	ご飯		150	600g	E 252kcal	P 3.8g	F 0.5g	塩 0.0g
かつおの竜田揚げ	かつお		60	60g×4切	① かつおは適当な大きさに切ってAに漬け、20～30分おく。 ② ししとうは竹串で刺して穴をあけ、170℃に熱した油で素揚げにして、塩、こしょうをふる。 ③ ①の水気をきり、片栗粉をまぶして、カラッと揚げる。 ④ 器に③を盛り、②を添える。			
	A	しょうゆ	5	大1強				
		みりん	5	大1強				
		しょうが汁	1	小1				
	片栗粉		6	大3				
	揚げ油		適宜	適宜				
	ししとう		20	8本				
	塩		0.2	小1/5				
	こしょう		少々	少々	E 197kcal	P 16.2g	F 9.8g	塩 1.0g
蒸し茄子のごま味噌かけ	なす		40	2本	① なすはヘタをとり、蒸気のあがった蒸し器に入れて8～10分蒸し、やわらかくなったら冷まして、一口大に切る。 ② Bを合わせ①にかける。			
	B	味噌	3	小2				
		砂糖	1.5	小2				
		しょうゆ	0.5	小1/3				
		酒	3	大2/3				
		練りごま	3	大1弱				
		だし汁	5	大1強	E 42kcal	P 1.5g	F 1.8g	塩 0.5g
胡瓜とトマトのおろし和え		きゅうり	15	1/2本	① きゅうりは3cm長さの短冊切りにして塩をふり、しんなりしたら水気を絞る。 ② トマトは皮を湯むきにして、種を取って細かく切る。 ③ 鶏ささ身は酒、塩をふって蒸し、冷めたら手で細かく裂く。 ④ 大根はすりおろして軽く水気をきり、Cと合わせ、①、②、③を和える。 ※鶏ささ身は酒、塩をふってラップをし、電子レンジで3分加熱してもよい。			
		塩	0.1	小1/10				
	トマト		30	1/2個				
	鶏ささ身		10	40g				
		酒	3	大2/3				
		塩	0.1	小1/10				
	大根		50	200g				
	C	塩	0.2	小1/5				
		みりん	2	小1・1/3				
		米酢	5	大1・1/3	E 38kcal	P 2.9g	F 0.2g	塩 0.4g
清し汁	卵豆腐		30	120g				
	かいわれ大根		5	20g				
	だし汁		100	カ2				
	塩		0.6	小1/2				
	しょうゆ		0.5	小1/3	E 27kcal	P 2.4g	F 1.5g	塩 1.0g

小:小さじ　大:大さじ　カ:カップ　　1食分合計　E 556kcal　P 26.8g　F 13.8g　塩 2.9g

豚肉の生姜焼きで夏バテ防止

献立名	材料	1人分(g)	4人分	つくり方			
ご飯	ご飯	150	600g	E 252kcal	P 3.8g	F 0.5g	塩 0.0g
豚肉の生姜焼き	豚肉肩ロース	60	240g	① Aに豚肉を漬け、もみ込む。 ② キャベツは3mm幅に切り、蒸し煮にする。 ③ パプリカは外側の皮を焼き、水につけて皮をむき、しょうゆで下味をつける。 ④ フライパンに油を敷き、①を焼く。 ⑤ 器に②、③、④を盛り、クレソンを飾る。			
	A しょうが	0.5	2g				
	A しょうゆ	6	大1・1/3				
	A みりん	6	大1・1/3				
	A 酒	2	大1/2				
	サラダ油	4	大1強				
	キャベツ	40	160g				
	クレソン	15	4本				
	赤パプリカ	5	20g				
	黄パプリカ	5	20g				
	しょうゆ	0.4	小1/4				
	水	0.6	小1/2	E 158kcal	P 13.1g	F 7.8g	塩 1.1g
豆乳の寒天よせ	まるごと大豆飲料	90	125mℓ×3パック	① 鍋に水と大豆飲料の1/2量を入れ、粉寒天を入れ、よく混ぜてから火にかけ、こげないよう気をつけて、2分間煮立たせ、残りの半量を加えて混ぜ、あら熱を取って流し缶に入れ、冷蔵庫で冷やす。 ② Bを合わせて、たれをつくる。 ③ ①を人数分に切り分け、器に盛り、②をかけ、わさびを添える。			
	粉寒天	1	4（1袋）				
	水	25	カ1/2				
	B しょうゆ	6	大1・1/2				
	B だし汁	15	大4				
	練りわさび	1	4g	E 69kcal	P 6.1g	F 3.4g	塩 1.0g
トマトのサラダ	トマト	60	1個	① トマトの皮を湯むきし、一口大に切る。 ② 玉ねぎは薄切りにし、塩をしてもみ、さらし玉ねぎにする。 ③ Cを合わせ②と混ぜ、①を和える。 ④ 器に③を盛り、しその葉をせん切りにして天盛りにする。			
	玉ねぎ	15	1/3個				
	塩	0.2	小1/5				
	C 米酢	5	大1・1/3				
	C オリーブ油	2	小2				
	C 砂糖	0.5	小2/3				
	しその葉	1	4枚	E 40kcal	P 0.6g	F 2.1g	塩 0.2g
味噌汁	冬瓜	30	30g×4切				
	だし汁	100	カ2				
	味噌	7	大1・1/2				
	辛子	少々	少々	E 21kcal	P 1.4g	F 0.5g	塩 1.0g

小：小さじ　大：大さじ　カ：カップ　　1食分合計　E 540kcal　P 25.0g　F 14.3g　塩 3.3g

時にはフランス風に気分を変えて

献立名	材料	1人分(g)	4人分	つくり方
ご 飯	ご 飯	150	600g	E 252kcal　P 3.8g　F 0.5g　塩 0.0g
かじき鮪の プロバンス風	⎡めかじき 　塩 ⎣こしょう	70 0.6 少々	70g×4切 小 1/2 少々	① めかじきは塩、こしょうをして小麦粉をつける。フライパンに油を熱し、両面を焼く。 ② 玉ねぎ、にんにくは、みじん切り、ホールトマトはざく切りにする。 ③ 平鍋に①を移し、②をのせてワインを注ぎ、固形コンソメを加え、ふたをして中火で7分煮る。 ④ Aで調味し、おろしぎわにバターを加える。 ⑤ 皿に魚を盛り、トマトソース（煮汁）をかけ、茹でたアスパラガスを添える。
	小麦粉 オリーブ油 にんにく 玉ねぎ ホールトマト 固形コンソメ 白ワイン	3 2 2 20 40 0.3 10	適宜 小 2 8g 1/2個 160g 1/4個 大 3	
	A ⎡砂 糖 　　塩 　⎣しょうゆ	0.4 0.2 0.7	小 1/2 小 1/5 小 1/2	
	バター アスパラガス	3 20	大 1弱 4本	E 184kcal　P 14.4g　F 9.3g　塩 1.5g
茄子の ピリ辛煮	な す サラダ油	70 3	4本 大 1弱	① なすは縦半分に切り、斜めに切り込みを入れて3つ切りにし、水にさらす。 ② 鍋に油を熱し、①を皮のほうから入れ、炒める。 ③ ②にだし汁とBを入れ、①がやわらかくなるまで煮る。 ④ ねぎは白髪ねぎにし、水にさらしておく。 ⑤ 器に③を盛り、④を天盛りする。
	B ⎡砂　糖 　　しょうゆ 　　みりん 　⎣豆板醤	3 6 2 0.5	大 1・1/3 大 1・1/3 小 1・1/3 小 1/2	
	だし汁 ね ぎ	50 5	カ 1 20g	E 65kcal　P 1.4g　F 3.1g　塩 0.8g
白うりの 即席漬け	⎡白うり ⎣塩 みょうが 白すりごま	40 0.4 5 1	1本 小 1/3 2個 大 1/2	① 白うりは縦半分に切り、スプーンで中身を取る。薄切りにして塩をふり、しんなりするまでおく。 ② みょうがはせん切りにする。 ③ ①、②とすりごまを混ぜ合わせる。 E 13kcal　P 0.6g　F 0.6g　塩 0.3g
味噌汁	じゃが芋 カットわかめ だし汁 味 噌	30 0.5 100 7	120g 2g カ 2 大 1・1/2	E 39kcal　P 1.7g　F 0.5g　塩 1.1g

小：小さじ　大：大さじ　カ：カップ　　　　1食分合計　E 553kcal　P 21.9g　F 14.0g　塩 3.7g

一皿に肉と野菜を盛り込んで

献立名	材料	1人分(g)	4人分	つくり方
ご飯	ご飯	150	600g	E 252kcal　P 3.8g　F 0.5g　塩 0.0g
野菜たっぷりチキンカレー	鶏もも肉(皮なし)	80	320g	① 鶏肉は一口大に切る。
	にんにく	2	1かけ	② にんにく、しょうがはみじん切りにする。
	しょうが	2	少々	③ 玉ねぎは、あらいみじん切りにする。
	玉ねぎ	80	1/2個	④ なすは6～7mm幅の輪切りにする。
	なす	60	小4本	⑤ トマトは皮を湯むきして、あらくきざむ。
	トマト	40	1/2個	⑥ セロリはすじを取り、7～8mm幅に切る。
	セロリ	20	1本	⑦ パプリカは短冊切りにする。
	パプリカ	10	1/2個	⑧ さやいんげんは茹でて、2cm長さに切る。
	さやいんげん	8	4本	⑨ 鍋にサラダ油の分量の2/3量を入れ、②を炒めて香りをだし、①を加え、炒めて取り出す。
	サラダ油	5	大1・1/2	
	カレー粉	2	大1強	
	A コンソメ	1.2	1個	⑩ 残りの油をたして③をよく炒め、④～⑦を加えて炒め、カレー粉を入れてさらに炒め、Aを加えて約15分煮込む。
	A しょうゆ	7	大1・1/2	
	A 水	30	カ1/2強	⑪ 器にご飯と⑩を盛り、⑧をちらし、福神漬を添える。
	A ローリエ	少々	少々	
	福神漬	10	40g	E 230kcal　P 18.5g　F 8.7g　塩 2.2g
りんごと春菊のサラダ	りんご	50	1個	① りんごはいちょう切りにして、うすい塩水にとおす。
	春菊(葉のみ)	10	30g	② 春菊は茎を取り除き、水気をしっかりふきとる。
	くるみ	4	15g	③ くるみはあらくきざむ。
	玉ねぎ	2	少々	④ 玉ねぎをすりおろし、Bと合わせてドレッシングをつくる。
	B サラダ油	3	大1弱	
	B 米酢	5	大1・1/3	⑤ りんごの水気をきり、②、③を合わせ、④で和える。
	B 塩	0.5	小1/2弱	
	B こしょう	少々	少々	E 87kcal　P 0.9g　F 5.8g　塩 0.5g

小:小さじ　大:大さじ　カ:カップ　　　1食分合計　E 569kcal　P 23.2g　F 15.0g　塩 2.7g

みどり酢が涼しさそう 七夕料理

献立名	材料	1人分(g)	4人分	つくり方			
ご飯	ご飯	150	600g	E 252kcal	P 3.8g	F 0.5g	塩 0.0g
鯵の みどり酢かけ	鯵三枚おろし	70	70g×4切	① 鯵はしょうゆ、酒を合わせた中にしばらくつけておく。 ② きゅうりはすりおろし、Aと合わせてみどり酢をつくる。 ③ 揚げ油を熱し、①の水気をふき取り、片栗粉をつけて揚げる。 ④ 器に③を盛り、②をかける。			
	しょうゆ	2	小 1・1/2				
	酒	1	小 1				
	片栗粉	3	適宜				
	揚げ油	適宜	適宜				
	きゅうり	70	3本				
	A 砂糖	2	大 1 弱				
	A 塩	0.5	小 1/2 弱				
	A 米酢	12	大 3 強	E 185kcal	P 15.4g	F 9.5g	塩 1.0g
刻み昆布の 煮物	刻み昆布	8	30g	① 刻み昆布はさっと洗ってよごれを落とし、水に10～15分つけてもどし、水気をきる。 ② 豚肉はせん切りにする。 ③ 人参は薄いいちょう切りにする。 ④ 油を熱し、②を炒め、①、③を加えてさらに炒め、Bを加えて、弱火でやわらかくなるまで煮含める。			
	豚もも肉	15	60g				
	人参	10	1/3本				
	サラダ油	2	小 2				
	B 砂糖	2	大 1 弱				
	B しょうゆ	6	大 1・1/3				
	B だし汁	80	カ 1・1/2	E 66kcal	P 4.4g	F 3.0g	塩 1.4g
キャベツの 即席漬け	キャベツ	50	200g	① キャベツは細いせん切りにして塩をふり、しんなりしたら水気を絞る。 ② しょうがとみょうがはせん切りにし、水にさらし、水気をきる。 ③ ①、②と炒りごまを合わせる。			
	塩	0.5	小 1/2 弱				
	しょうが	5	20g				
	みょうが	5	2個				
	白炒りごま	0.5	小 2/3	E 17kcal	P 0.8g	F 0.4g	塩 0.4g
七夕清し汁	そうめん	4	15g				
	オクラ	5	2本				
	だし汁	100	カ 2				
	塩	0.6	小 1/2				
	しょうゆ	0.5	小 1/3	E 18kcal	P 0.8g	F 0.1g	塩 0.9g

小：小さじ　大：大さじ　カ：カップ　　1食分合計　E 538kcal　P 25.2g　F 13.5g　塩 3.7g

肉の味噌漬けと冬瓜料理は相性ぴったり

献立名	材料	1人分(g)	4人分	つくり方
ご飯	ご飯	150	600g	E 252kcal　P 3.8g　F 0.5g　塩 0.0g
鶏肉の味噌漬け焼き	鶏もも　皮なし肉	60	240g	① Aに鶏肉を約30分漬け込む。 ② フライパンに油を熱し、①を焼く。 ③ みず菜を3～4cm長さに切る。 ④ 器に③を敷き、②をそぎ切りにして盛り、ミニトマトを添える。
	A ┌ 砂糖	3	大 1・1/3	
	├ しょうゆ	2	小 1・1/3	
	└ 赤味噌	6	大 1・1/3	
	サラダ油	3	大 1弱	
	みず菜	30	120g	
	ミニトマト	10	4個	E 131kcal　P 13.0g　F 5.7g　塩 1.2g
冬瓜のかにあんかけ	冬瓜	100	400g	① 冬瓜は3～4cm幅に切り、わたと種を取って皮をむき、1人分2切れに切り、茹でる。 ② かには軟骨を取り除き、汁と分けておく。 ③ さやいんげんは茹でて、斜めせん切りにする。 ④ だし汁に、かに缶汁、Bを加え、冬瓜がやわらかくなるまで煮含める。 ⑤ かにを加え、一煮立ちさせたら水溶き片栗粉でとろみをつける。 ⑥ ⑤を器に盛り、③をのせる。
	かに缶	10	40g	
	さやいんげん	5	2本	
	だし汁	80	カ 1・3/5	
	B ┌ 塩	0.8	小 2/3	
	├ しょうゆ	0.3	小 1/5	
	└ みりん	8	大 1・2/3	
	┌ 片栗粉	1.5	小 2	
	└ 水	1.5	小 2	E 50kcal　P 2.5g　F 0.1g　塩 1.1g
人参サラダ	人参	40	1本	① 人参は3cm長さのせん切りにして茹でる。 ② レーズンはぬるま湯でもどし、水気をきる。 ③ ①の水気を絞り、②と合わせ、Cで和える。 ④ 器に盛り、カッテージチーズをちらす。
	レーズン	3	12g	
	カッテージチーズ	13	50g	
	C ┌ サラダ油	3.5	大 1強	
	├ 米酢	3.5	大 1弱	
	├ 塩	0.3	小 1/4	
	├ 砂糖	0.3	小 1/2	
	└ こしょう	少々	少々	E 72kcal　P 2.1g　F 4.1g　塩 0.4g
清し汁	卵豆腐	30	120g	
	かいわれ大根	5	20g	
	だし汁	100	カ 2	
	塩	0.6	小 1/2	
	しょうゆ	0.5	小 1/3	E 27kcal　P 2.4g　F 1.5g　塩 1.0g

小：小さじ　大：大さじ　カ：カップ

1食分合計　E 532kcal　P 23.8g　F 11.9g　塩 3.7g

梅雨の季節 食卓にあじさいを咲かせて

献立名	材料		1人分(g)	4人分	つくり方
あじさい寿司	米		73	2合	① ご飯はかために炊く。
	A	砂糖	1.8	小2·1/2	② ご飯にAを合わせてまわしかけ、切るように混ぜる。
		塩	0.5	小1/2弱	③ きゅうり、人参は5mm角に切り、塩をしてしんなりしたら水気を絞る。
		米酢	10	大2·1/2	④ 大根の漬物、柴漬けは5mm角に切る。
	白炒りごま		1	小1強	⑤ ③、④の半量とごまを②に混ぜる。
		きゅうり	8	1/3本	⑥ ③、④の残りを4等分してラップに1つ分を置き、⑤をのせて茶巾に絞る。
		人参	8	30g	⑦ 器に⑥を盛る。
		塩	0.1	少々	
	大根の漬物		8	30g	
	柴漬け		8	30g	E 278kcal　P 4.3g　F 1.0g　塩 1.1g
揚げ茄子とえびの炊き合わせ		なす	80	4本	① なすはヘタを取って縦半分に切り、斜めに切れめを入れ、水に浸けてアクをとり、水気をふきとる。
		揚げ油	適宜	適宜	② 油を180℃に熱し、①を揚げる。
		えび	40	中2本	③ さやいんげんは茹でて、2～3つに切る。
		酒	5	大1·1/3	④ えびは背わたを除き、酒を少々ふりかけ、酒蒸しにして殻を除く。
	さやいんげん		10	4本	⑤ Bを煮立て、②を入れて煮含める。
	B	砂糖	5	大2強	⑥ 器に④、⑤を盛り合わせ、③を添え、煮汁を注ぐ。
		しょうゆ	7	大1·1/2	
		酒	5	大1·1/3	
		だし汁	70	カ1·1/2弱	E 158kcal　P 9.2g　F 8.2g　塩 1.2g
はんぺんとトマトのサラダ	はんぺん		15	小1枚	① はんぺんは約1cmの角切りにする。
	トマト		60	1個	② トマトは皮を湯むきし、横半分に切って種を取り、2cmの角切りにする。
	グリーンリーフ		10	3～4枚	③ 器にグリーンリーフをちぎって敷き、その上に①と②をドレッシングで和えて盛る。
	フレンチドレッシング		10	大3弱	E 68kcal　P 2.1g　F 4.4g　塩 0.5g
清し汁		鶏ささ身	20	80	
		片栗粉	1	小1強	
	糸みつば		5	4本	
	だし汁		100	カ2	
	塩		0.6	小1/2	
	しょうゆ		0.5	小1/3	E 32kcal　P 6.2g　F 0.3g　塩 0.8g

小：小さじ　大：大さじ　カ：カップ　　　　1食分合計　E 536kcal　P 21.8g　F 13.9g　塩 3.6g

暑い夏…豚肉を冷たくして

献立名	材料	1人分(g)	4人分	つくり方
ご飯	ご飯	150	600g	E 252kcal　P 3.8g　F 0.5g　塩 0.0g
茹で豚肉の和え物	豚肉薄切り トマト きゅうり きくらげ 長ねぎ しょうが にんにく 赤唐辛子 A｛砂糖 　しょうゆ 　米酢 　ごま油	60 40 20 2 3 1 0.5 少々 0.5 7 5 1	240g 1個 1本 8g 1/2本 4g 2g 1/2本 小2/3 大1・1/2 大1・1/3 小1	① 鍋にたっぷりの湯を沸かし、長ねぎ、しょうが少量（分量外）を加え、豚肉を1枚ずつ広げて入れる。色が変わって火がとおったら冷水にとって、水気をきり、食べやすい大きさに切る。 ② トマトの皮を湯むきし、種を取り、くし形に切る。きゅうりは縦半分にし、斜めに薄く切る。きくらげは水でもどして石づきをとり、一口大に切ってさっと茹でる。 ③ 長ねぎ、しょうが、にんにく、種を取った赤唐辛子をみじん切りにする。 ④ ③とAを合わせる。 ⑤ ①、②を合わせ、④でさっくりと和える。 E 155kcal　P 13.8g　F 8.2g　塩 1.1g
じゃが芋とあさりのカレー炒め	じゃが芋 さやいんげん あさり水煮缶 B｛カレー粉 　塩 　みりん サラダ油	60 10 10 0.5 0.7 5 4	240g 4本 40g 小1 小1/2強 大1強 大1・1/4	① じゃが芋は短冊に切り、熱湯で1～2分茹で、ザルにあげて水気をきる。 ② さやいんげんは茹でて斜めに切る。 ③ あさりは身と汁に分けておく。 ④ Bを合わせる。 ⑤ フライパンに油を熱し、①、②とあさりを炒め、Bと缶汁を加え、全体にからませる。 E 110kcal　P 3.3g　F 4.4g　塩 0.8g
ほうれん草のお浸し	ほうれん草 ｛しょうゆ 　だし汁	60 3 4	240g 小2 大1	① ほうれん草は茹でて水にとり、水気をきって3～4cm長さに切る。 ② しょうゆ、だしを合わせて①を和える。 E 14kcal　P 1.6g　F 0.3g　塩 0.4g
味噌汁	大根 油揚げ だし汁 味噌	25 3 100 7	100g 1/3枚 カ2 大1・1/2	E 31kcal　P 1.9g　F 1.4g　塩 1.0g

小：小さじ　大：大さじ　カ：カップ　　　1食分合計　E 562kcal　P 24.4g　F 14.8g　塩 3.3g

ご飯に「うなぎのタレ」を炊き込んで

献立名	材料	1人分(g)	4人分	つくり方
うなぎちらし	米	65	2合弱	① 米は蒲焼きのたれを加えて、少し控えめの水加減で炊く。 ② きゅうりは小口切りにし、塩をして、しんなりしたら水気をよく絞る。 ③ しょうがはせん切りにして水にさらし、水気をきる。 ④ 糸みつばは茹でて約3〜4cmに切る。 ⑤ 卵は砂糖、塩を加えて、テフロンのフライパンで炒り卵または錦糸卵をつくる。 ⑥ ご飯が炊けたら、1〜2cm幅に切った蒲焼きを炊飯器に入れて10分蒸らす。 ⑦ 飯台にご飯をあけ、酢を加えて冷まし、②、③と白ごまを加える。 ⑧ ⑦を器に盛り、④、⑤をちらす。 E 431kcal　P 15.4g　F 10.9g　塩 1.1g
	うなぎの蒲焼き	30	120g	
	蒲焼きのたれ	5	大1	
	米酢	12	大3・1/3強	
	きゅうり	20	1本	
	塩	0.1	小1/10	
	しょうが	3	10g	
	白炒りごま	2	大1	
	糸みつば	2	4本	
	卵	30	大2個	
	砂糖	3	大1・1/3	
	塩	0.1	小1/10	
凍り豆腐と野菜の含め煮	凍り豆腐	8	2枚	① 凍り豆腐は表示どおりにもどし、水気をよく絞って1枚を4つに切る。 ② 人参は1人2枚の輪切りにする。 ③ さやいんげんはすじを取り、茹でて3〜4等分する。 ④ ①と②をAで煮含める。 ⑤ 器に④を盛り、③を添える。 E 74kcal　P 4.5g　F 2.7g　塩 0.7g
	人参	20	1/2本	
	さやいんげん	5	2本	
	A 砂糖	2	大1弱	
	塩	0.5	小1/2弱	
	しょうゆ	1.5	小1	
	みりん	5	大1強	
	だし汁	80	カ2弱	
キャベツのしそ和え	キャベツ	50	200g	① キャベツは細いせん切りにし、塩をしてしんなりしたら水気を絞る。 ② しその葉はせん切りにして、水にさらし水気をきる。 ③ ①、②を合わせ、器に盛る。 E 12kcal　P 0.7g　F 0.1g　塩 0.5g
	塩	0.5	小1/2弱	
	しその葉	1	4枚	
焼き茄子の赤だし味噌汁	なす	70	4本	① なすは皮のまま直火で焼いて皮をむき、食べやすい大きさに切る。 ② みょうがはせん切りにし、水でさらし水気をきる。 ③ 椀に①、②を置き、味噌汁を注ぎ、吸い口に練り辛子を添える。 E 39kcal　P 2.1g　F 0.5g　塩 1.2g
	みょうが	3	2個	
	だし汁	100	カ2	
	赤だし味噌	10	大2・1/4	
	練り辛子	0.5	小1/2	

小：小さじ　大：大さじ　カ：カップ　　1食分合計　E 556kcal　P 22.7g　F 14.2g　塩 3.5g

ごまの香りが嬉しい魚料理

献立名	材料	1人分(g)	4人分	つくり方
ご飯	ご飯	150	600g	E 252kcal　P 3.8g　F 0.5g　塩 0.0g
かじき鮪の南部焼き	めかじき	60	60g×4切	① めかじきはAに漬け込み30分以上おく。
	A　すりごま	5	大2·1/2	② クッキングシートを敷いたフライパンに、①を盛りつけたときに表側になる方を下にして、ふたをして弱火で4分焼く。裏返して表面に炒りごまをちらし、再びふたをして弱火で約3分焼き、火をとおす。
	A　しょうゆ	8	大2弱	
	A　みりん	4	大1	
	A　ごま油	1	小1	
	炒りごま	5	大2·1/2	
	ししとう	20	8本	③ 器に②を盛り、炒めたししとうを添える。
	サラダ油	0.5	小1/2	E 150kcal　P 13.6g　F 8.3g　塩 1.1g
春雨サラダ	春雨	10	40g	① 春雨は熱湯でもどして、冷水にとり、水気をきって食べやすい長さに切る。
	卵	15	1個	② 卵は茹でて、あらみじんに切る。
	きゅうり	25	1本	③ きゅうりはせん切りにして塩をし、しんなりしたら水気を絞る。
	塩	0.2	小1/5	
	トマト	25	1/2個	④ トマトは皮を湯むきし、種を取り除き、1cm角に切る。
	玉ねぎ	5	20g	
	B　マヨネーズ	5	大1·1/2	⑤ 玉ねぎはみじん切りにして水にさらし、水気を絞り、Bと合わせる。
	B　塩	0.3	小1/4	
	B　米酢	1	小1	⑥ ①～④を⑤で和える。
	B　こしょう	少々	少々	⑦ 器にサラダ菜を敷き、⑥を盛る。
	サラダ菜	5	4枚	E 103kcal　P 2.5g　F 5.4g　塩 0.6g
茄子の焼き浸し	なす	50	3個	① なすはヘタの周りに包丁を入れ、オーブントースターまたはグリルで10～15分焼き、竹串で皮をむいて適当な大きさに切る。
	しょうが	3	12g	
	しょうゆ	3	小2	② 器に①を盛り、しょうゆをかけ、おろししょうがをのせる。
				E 14kcal　P 0.8g　F 0.1g　塩 0.4g
味噌汁	かぶ	20	1個	
	かぶの葉	10	適宜	
	だし汁	100	カ2	
	味噌	7	大1·1/2	E 21kcal　P 1.5g　F 0.4g　塩 1.0g

小：小さじ　大：大さじ　カ：カップ　　1食分合計　E 540kcal　P 22.2g　F 14.7g　塩 3.1g

夏にはカレー味
野菜のおともを忘れずに

献立名	材料		1人分(g)	4人分	つくり方
ご飯	ご飯		150	600g	E 252kcal　P 3.8g　F 0.5g　塩 0.0g
ドライカレー	牛もも挽肉		50	200g	① 玉ねぎはみじん切りにする。
	玉ねぎ		50	1個	② しょうが、にんにくはみじん切りにする。
	しょうが		1	4g	
	にんにく		1	4g	③ ピーマンはみじん切りにする。
	ピーマン		10	1個	④ レーズンはぬるま湯に浸して水気を絞り、みじん切りにする。
	レーズン		3	12g	
	サラダ油		2	小2	⑤ 油を熱して①をきつね色になるまで炒め、②と挽肉を入れてポロポロになるまで炒める。カレー粉、小麦粉を加えて炒め、Aを加え、煮立ったら火を弱めて、③、④を加えて、約30分煮込む。
	カレー粉		1.3	小2強	
	小麦粉		1.5	小2	
	グリンピース		5	20g	
	A	塩	0.7	小1/2強	
		トマトピューレ	7	大1・1/2強	⑥ グリンピースを加えて再び約20分煮込む。
		ウスターソース	5	大1・1/3	⑦ 茹で卵をつくり、あらみじんに切る。
		砂糖	0.5	小2/3	⑧ 器にご飯を盛り、⑥をかけ、⑦を添える。
		コンソメ	1	1個	
		水	50	カ1	
	卵		50	4個	E 249kcal　P 18.0g　F 12.9g　塩 1.8g
いんげんのおかか煮	さやいんげん		40	160g	① さやいんげんは3cmくらいに切る。
	B	しょうゆ	5	大1強	② ①をBで煮て、やわらかくなったら粉節をまぶす。
		みりん	2	小1・1/3	
		だし汁	50	カ1	
	粉節		1	4g	E 22kcal　P 2.0g　F 0.1g　塩 0.8g
人参とらっきょうのサラダ	人参		30	1本	① 人参は薄いいちょう切りにして茹でる。
	らっきょう		5	20g	② らっきょうは薄い輪切りにする。
	C	サラダ油	1.5	小1・1/2	③ Cを合わせて①、②を和える。
		米酢	1.5	小1強	④ 器にサラダ菜を敷いて、③を盛る。
		砂糖	0.3	小1/2弱	
		塩	0.5	小1/2弱	
		こしょう	少々	少々	
	サラダ菜		10	5枚	E 35kcal　P 0.4g　F 1.6g　塩 0.6g

小：小さじ　大：大さじ　カ：カップ　　　　1食分合計　E 558kcal　P 24.2g　F 15.1g　塩 3.2g

酸味を効かせて食欲増進

献立名	材料	1人分(g)	4人分	つくり方			
ご飯	ご飯	150	600g	E 252kcal	P 3.8g	F 0.5g	塩 0.0g
鯵のマリネ	鯵三枚おろし	60	60g×4切	① 鯵に塩、こしょうをふる。 ② 玉ねぎはみじん切りにし、布巾に包み、水でもみ洗いして水気を絞る。 ③ トマトは皮を湯むきし、種を取って7mmの角切りにする。きゅうりはトマトと同じくらいの大きさに切る。 ④ Aを合わせ、②、③を入れて混ぜる。 ⑤ ①の水気をふき取り、片栗粉を薄くまぶし、170℃の油でカラッと揚げて④に漬ける。30分以上おき、味をなじませて器に盛る。			
	塩	0.5	小 2/5				
	こしょう	少々	少々				
	片栗粉	5	大 2·1/2				
	揚げ油	適宜	適宜				
	玉ねぎ	10	1/4個				
	トマト	20	1/2個				
	きゅうり	15	1/2本				
A	サラダ油	3	大 1				
A	酢	10	大 2·2/3				
A	塩	0.5	小 2/5				
A	白ワイン(水)	7	大 2	E 177kcal	P 12.8g	F 10.2g	塩 1.1g
京がんもと茄子の煮物	京がんも	15	15g×4個	① なすはヘタを取って縦半分に切り、斜めに切れめを入れ、横半分に切り、水に放してアクをとる。 ② さやいんげんは茹でて3〜4cm長さに切る。 ③ がんもは湯どおしして油抜きする。 ④ Bで①、③を煮含める。 ⑤ 器に盛り、②を添える。			
	なす	60	小 4本				
	さやいんげん	10	4本				
B	砂糖	4	大 2弱				
B	しょうゆ	7	大 1·1/2				
B	だし汁	70	カ 1·1/2	E 72kcal	P 3.9g	F 2.7g	塩 1.0g
ゴーヤの塩もみ	ゴーヤ	30	120g	① ゴーヤは縦半分にし、中のわたをスプーンできれいに取り除いて薄切りにし、塩もみして水で洗い、水気を絞る。 ② しそのはせん切りにする。 ③ ①、②、ごま、削り節、しょうゆを加えて和える。			
	塩	0.3	小 1/4				
	しその葉	1	4枚				
	白炒りごま	1.5	小 2				
	削り節	0.5	2g				
	しょうゆ	0.4	小 1/4	E 16kcal	P 1.1g	F 0.8g	塩 0.3g
味噌汁	小松菜	20	80g				
	だし汁	100	カ 2				
	味噌	7	大 1·1/2	E 18kcal	P 1.5g	F 0.5g	塩 1.0g
小:小さじ 大:大さじ カ:カップ			1食分合計	E 535kcal	P 23.1g	F 14.7g	塩 3.4g

味噌とマヨネーズと酢と絶妙のバランス！

献立名	材料		1人分(g)	4人分	つくり方			
ご飯	ご飯		150	600g	E 252kcal	P 3.8g	F 0.5g	塩 0.0g
豚肉の味噌漬焼き	豚ロース		70	35g×8枚	① 豚ロースはすじ切りをする。			
		砂糖	2	大1弱	② Aを合わせ①を漬け込む。			
		酒	2	大1/2	③ ピーマンは種を取り、輪切りにしてバターで炒め、塩、こしょうで調味する。			
	A	みりん	2	小1・1/3	④ フライパンにクッキングシートを敷き、②を並べて焼き、焼き色がついたら返してさらに焼く。			
		味噌	11	大2・1/2				
		しょうが汁	1	小1強	⑤ ④を食べやすい大きさに切り、器に盛り、③を添え、パセリを飾る。			
〈付け合わせ〉ピーマンのバター炒め		ピーマン	15	2個				
		赤ピーマン	15	2個				
		バター	1	小1				
		塩	0.1	小1/10				
		こしょう	少々	少々				
	パセリ		少々	2本	E 193kcal	P 16.5g	F 9.9g	塩 1.6g
ブロッコリーとトマトのサラダ	ブロッコリー		30	120g	① ブロッコリーは小房に分けて茹でるか、電子レンジで約2分加熱する。			
	トマト		40	1個	② トマトは12等分のくし形に切る。			
	玉ねぎ		10	40g	③ 玉ねぎはみじん切りにし、水にさらす。			
		マヨネーズ	5	大1・1/2	④ ③の水を絞り、Bと合わせる。			
	B	ヨーグルト	5	大1・1/3弱	⑤ 器に①、②を盛り、④をかける。			
		塩	0.2	小1/5				
		こしょう	少々	少々	E 60kcal	P 1.9g	F 4.1g	塩 0.3g
胡瓜のみどり酢和え	きゅうり		50	中2本	① ちりめんじゃこは湯どおしして、冷やしておく。			
	ちりめんじゃこ		7	30g	② きゅうりは冷やしておき、調理直前にすりおろす。			
		砂糖	1.5	小2	③ Cを合わせ、①、②を和える。			
	C	塩	0.2	小1/5				
		米酢	7	大2				
		だし汁	2	大1/2	E 30kcal	P 3.4g	F 0.3g	塩 0.7g
清し汁	そうめん(乾)		4	15g				
	みょうが		5	2個				
	だし汁		100	カ2				
	塩		0.6	小1/2				
	しょうゆ		0.5	小1/3	E 17kcal	P 0.8g	F 0.0g	塩 0.9g

小：小さじ　大：大さじ　カ：カップ　　1食分合計　E 552kcal　P 26.4g　F 14.8g　塩 3.5g

香味を効かせて食欲増進

献立名	材料	1人分(g)	4人分	つくり方			
ご飯	ご飯	150	600g	E 252kcal	P 3.8g	F 0.5g	塩 0.0g
かじき鮪の香味焼き	めかじき	70	70g×4切	① めかじきはサラダ油をもみ込んで、しばらく置き、Aに漬け込む。 ② みょうがはみじん切り、こねぎは小口切りにしてBと合わせておく。 ③ ししとうは竹串で刺して穴をあけ、炒めて塩をふる。 ④ グリルで①を九分どおり焼いて②をのせ、再び焼く。 ⑤ 器に④を盛り、③を添える。			
	サラダ油	2	小2				
	A しょうが汁	1	小1				
	A しょうゆ	4.5	大1				
	A 酒	2	大1/2				
	みょうが	5	2個				
	こねぎ	1	2〜3本				
	B 白炒りごま	1	小1強				
	B しょうゆ	1.5	小1				
	B 片栗粉	0.3	小1/3				
	ししとう	20	8本				
	サラダ油	1	小1				
	塩	0.2	小1/5	E 138kcal	P 14.0g	F 7.3g	塩 1.1g
夏野菜のトマト煮	なす	30	小2本	① なす、ズッキーニ、ピーマンは8mm厚さの輪切りにする。 ② 玉ねぎは薄切り、にんにくはみじん切りにする。 ③ 鍋にオリーブ油を熱し、②を炒め、①を加えてさらに炒め、Cを加えてふたをし、煮立ったら弱火にして20〜25分煮る。			
	ズッキーニ	25	100g				
	玉ねぎ	20	1/2個				
	ピーマン	5	1個				
	赤ピーマン	5	1個				
	にんにく	2	少々				
	オリーブ油	4	大1・1/3				
	C トマト缶詰	60	1缶(240g)				
	C 固形コンソメ	1.6	1・1/2個				
	C こしょう	少々	少々				
	C ローリエ	少々	2〜3枚	E 74kcal	P 1.6g	F 4.3g	塩 1.0g
豆乳豆腐	まるごと大豆飲料	50	カ1	① 熱湯にゼラチンをふり入れ、かき混ぜて完全に溶かす。 ② 大豆飲料に①を混ぜ合わせ、器に入れて冷蔵庫で冷やし固める。 ③ ②にDをはり、練りわさびを添える。			
	ゼラチン	1.2	1袋				
	熱湯	20	カ1/2弱				
	D しょうゆ	1.5	小1				
	D だし汁	20	カ1/2弱				
	練りわさび	0.2	少々	E 38kcal	P 2.8g	F 1.8g	塩 0.3g
味噌汁	じゃが芋	30	大1個				
	カットわかめ	0.5	2g				
	だし汁	100	カ2				
	味噌	7	大1・1/2	E 39kcal	P 1.8g	F 0.5g	塩 1.1g

小：小さじ　大：大さじ　カ：カップ　　　1食分合計　E 541kcal　P 24.0g　F 14.4g　塩 3.5g

涼しげな主菜にコクのある副菜を合わせて

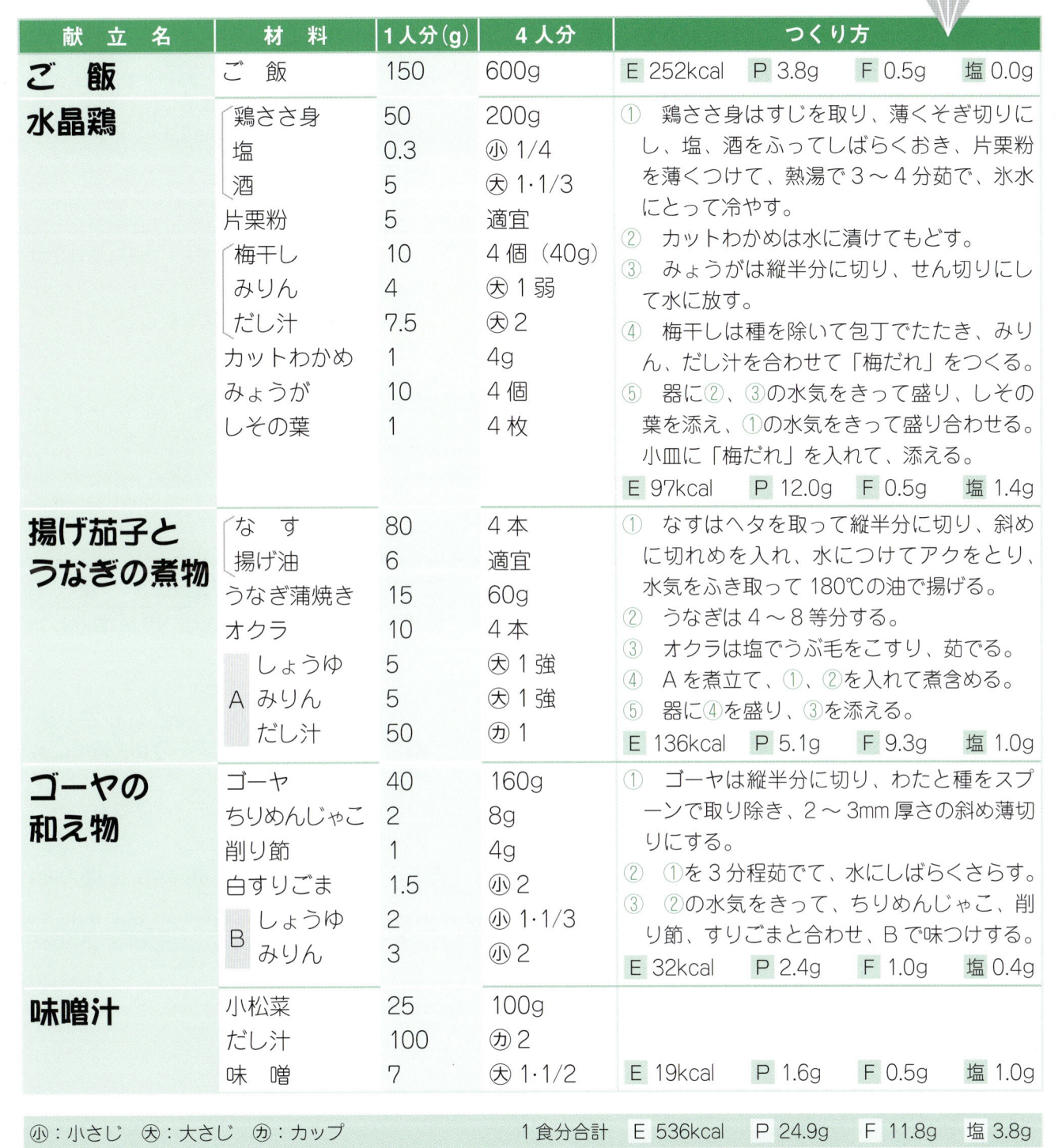

献立名	材料	1人分(g)	4人分	つくり方			
ご飯	ご飯	150	600g	E 252kcal	P 3.8g	F 0.5g	塩 0.0g
水晶鶏	鶏ささ身	50	200g	① 鶏ささ身はすじを取り、薄くそぎ切りにし、塩、酒をふってしばらくおき、片栗粉を薄くつけて、熱湯で3〜4分茹で、氷水にとって冷やす。 ② カットわかめは水に漬けてもどす。 ③ みょうがは縦半分に切り、せん切りにして水に放す。 ④ 梅干しは種を除いて包丁でたたき、みりん、だし汁を合わせて「梅だれ」をつくる。 ⑤ 器に②、③の水気をきって盛り、しその葉を添え、①の水気をきって盛り合わせる。小皿に「梅だれ」を入れて、添える。			
	塩	0.3	小1/4				
	酒	5	大1・1/3				
	片栗粉	5	適宜				
	梅干し	10	4個(40g)				
	みりん	4	大1弱				
	だし汁	7.5	大2				
	カットわかめ	1	4g				
	みょうが	10	4個				
	しその葉	1	4枚				
				E 97kcal	P 12.0g	F 0.5g	塩 1.4g
揚げ茄子とうなぎの煮物	なす	80	4本	① なすはヘタを取って縦半分に切り、斜めに切れめを入れ、水につけてアクをとり、水気をふき取って180℃の油で揚げる。 ② うなぎは4〜8等分する。 ③ オクラは塩でうぶ毛をこすり、茹でる。 ④ Aを煮立て、①、②を入れて煮含める。 ⑤ 器に④を盛り、③を添える。			
	揚げ油	6	適宜				
	うなぎ蒲焼き	15	60g				
	オクラ	10	4本				
	A しょうゆ	5	大1強				
	A みりん	5	大1強				
	A だし汁	50	カ1				
				E 136kcal	P 5.1g	F 9.3g	塩 1.0g
ゴーヤの和え物	ゴーヤ	40	160g	① ゴーヤは縦半分に切り、わたと種をスプーンで取り除き、2〜3mm厚さの斜め薄切りにする。 ② ①を3分程茹でて、水にしばらくさらす。 ③ ②の水気をきって、ちりめんじゃこ、削り節、すりごまと合わせ、Bで味つけする。			
	ちりめんじゃこ	2	8g				
	削り節	1	4g				
	白すりごま	1.5	小2				
	B しょうゆ	2	小1・1/3				
	B みりん	3	小2				
				E 32kcal	P 2.4g	F 1.0g	塩 0.4g
味噌汁	小松菜	25	100g				
	だし汁	100	カ2				
	味噌	7	大1・1/2	E 19kcal	P 1.6g	F 0.5g	塩 1.0g
小:小さじ 大:大さじ カ:カップ			1食分合計	E 536kcal	P 24.9g	F 11.8g	塩 3.8g

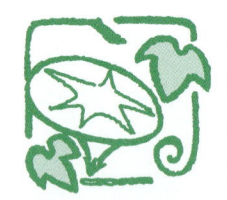

野菜たっぷり、夏の定番
冷やし中華

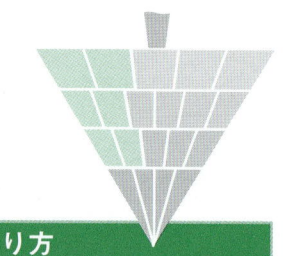

献立名	材料	1人分(g)	4人分	つくり方
五目冷やし中華そば	中華生めん	120	4玉	① ハムと焼き豚は細切りにする。
	ハム	20	80g	② 卵は砂糖を加え薄焼きにして、細く切る。
	焼き豚	20	80g	③ きゅうりは斜め薄切りにして、せん切りにする。
	A 卵	25	2個	④ トマトは皮を湯むきにして、1cm幅のくし形に切る。
	A 砂糖	3	大1・1/3	⑤ キャベツは茹でてさまし、せん切りにする。
	A サラダ油	1	小1	⑥ わかめはもどし、水気を絞る。
	きゅうり	50	2本	⑦ Bを合わせてかけ汁をつくる。
	トマト	30	1個	⑧ 中華めんを茹でる。
	キャベツ	50	200g	⑨ 器に盛り、①～⑥を彩りよくのせて、⑦をかけ、好みで練り辛子を添える。
	カットわかめ	1	4g	
	B 砂糖	2	大1弱	
	B しょうゆ	15	大3・1/3	
	B 米酢	8	大2強	
	B ごま油	1	小1	
	B だし汁	60	カ1・1/5	
	練り辛子	適宜	適宜	E 512kcal　P 23.2g　F 8.8g　塩 3.3g
茶巾南瓜の揚げ物	かぼちゃ	30	120g	① かぼちゃは1個を30gに切り、電子レンジで3～4分加熱する。
	チーズ	5	20g	② チーズは角切りにする。
	卵白	5	1/2個	③ ラップに①の皮のほうを下にしてのせ、軽くつぶして真ん中に②をのせ、茶巾に絞る。
	片栗粉	1	適宜	④ ③の周りに卵白をつけ、片栗粉をつけて170℃の油で色よく揚げる。
	揚げ油	適宜	適宜	E 68kcal　P 2.2g　F 3.4g　塩 0.2g

小：小さじ　大：大さじ　カ：カップ　　1食分合計　E 580kcal　P 25.4g　F 12.2g　塩 3.5g

夏のデザート

料理名	材料	1人分(g)	4人分	つくり方
フルーツ白玉	白玉粉	10	40g	① 白玉粉に水を少しずつ入れて耳たぶくらいのやわらかさにこねる。1.5cmくらいに丸めて真ん中を軽くおさえ、熱湯に入れて茹でる。浮き上がってきたら、冷水に取り、水気をきる。 ② Aをよく溶かして蜜をつくる。 ③ すいかは種を取って一口大に切る。キウイフルーツはいちょう切りにする。 ④ 器に①、③とみかんの缶汁をきって彩りよく盛り、②をかける。 E 99kcal　P 1.0g　F 0.2g　塩 0.0g
	水	10	㊛ 2·2/3	
	すいか	30	120g	
	みかんの缶詰	10	40g	
	キウイフルーツ	10	40g	
	A レモン果汁	2	㊙ 2弱	
	A 砂糖	10	㊛ 4·1/2	
	A 水	5	㊛ 1·1/3	

料理名	材料	1人分(g)	12人分	つくり方
水羊羹	小豆こしあん	20	240g	① 粉寒天を分量の水にふり入れ、完全に煮溶かす。 ② ①に、こしあんと砂糖を加えて手早く混ぜ、なめらかになったら冷水にあててあら熱をとり、水でぬらした流し缶に流し、冷蔵庫で冷やし固める。 E 56kcal　P 1.1g　F 0.1g　塩 0.0g
	砂糖	2	㊛ 2·2/3	
	粉寒天	0.16	2g	
	水	25	㊎ 1·1/2	

料理名	材料	1人分(g)	4人分	つくり方
トマト羹	粉寒天	0.5	2g	① ミニトマトは皮を湯むきして、砂糖をまぶしておく。 ② 水に粉寒天をふり入れて、完全に煮溶かし、砂糖を加え溶かし裏ごしする。 ③ あら熱をとり、レモン汁を加えてとろみがついたら流し缶に流し入れ、①を等間隔に並べる。 ④ 冷蔵庫で冷やし固め、トマトが真ん中になるように等分に切り、器に盛り、ミントを飾る。 E 53kcal　P 0.2g　F 0.0g　塩 0.0g
	水	75	㊎ 1·1/2	
	砂糖	10	㊛ 4·1/2	
	レモン汁	5	㊛ 1·1/3	
	ミニトマト	20	8個	
	砂糖	2	㊛ 1弱	
	ミント	適宜	適宜	

料理名	材料	1人分(g)	4人分	つくり方
抹茶ゼリー小倉添え	牛乳	40	㊎ 2/3	① 熱湯にゼラチンをふり入れてかき混ぜて完全に溶かし、砂糖を加え、溶かす。 ② 室温に戻した牛乳に、湯で溶いた抹茶を加え、①を入れて混ぜ合わせる。 ③ 型に流し入れ冷蔵庫で冷やし固める。 ④ 型から出して器に盛り、ゆで小豆を添える。 E 81kcal　P 0.4g　F 0.0g　塩 0.0g
	粉ゼラチン	1.2	5g（1袋）	
	熱湯	25	㊎ 1/2	
	砂糖	7	㊛ 3	
	抹茶	0.5	㊙ 1	
	湯	11	㊛ 3	
	ゆで小豆缶	10	40g	

㊙：小さじ　㊛：大さじ　㊎：カップ

料理名	材料	1人分(g)	4人分	つくり方
杏仁豆腐	粉ゼラチン	1.2	5g（1袋）	① 牛乳に粉ゼラチンをふり入れ、火にかけ、鍋底をかき混ぜながら完全に溶かしてあら熱をとり、アーモンドエッセンスを加え、器に流し入れて、冷蔵庫で冷やし固める。 ② Aを溶かして蜜をつくる。 ③ パパイア、キウイフルーツは小さい角切りにして①にのせ、②を注ぐ。 E 98kcal　P 3.7g　F 2.9g　塩 0.1g
	｛牛乳	75	㋕ 1・1/2	
	アーモンドエッセンス	少々	少々	
	パパイア	20	80g	
	キウイフルーツ	10	40g	
	｛砂糖	8	㋛ 3・1/2	
	A 水	5	㋛ 1・1/3	
	レモン果汁	少々	㋛ 1/2	

料理名	材料	1人分(g)	5人分	つくり方
ピーチゼリー	白桃缶	50	250g（1缶）	① 白桃は缶汁とともにミキサーにかける。 ② 熱湯にゼラチンをふり入れて、かき混ぜて完全に溶かし、砂糖を加え、溶かす。 ③ ①に②を入れて、レモン汁を加えて混ぜ合わせ、氷水に当てて冷やし、とろみがついたら型に入れて冷蔵庫で冷やし固める。 ④ 型から抜いて器に盛り、ミントを上に飾る。 E 71kcal　P 1.6g　F 0.1g　塩 0.0g
	缶汁	6	㋛ 2	
	｛粉ゼラチン	1.5	7g(1・1/2袋)	
	熱湯	12	㋛ 4	
	砂糖	5	㋛ 3弱	
	レモン汁	2	㋛ 2	
	ミント	適宜	適宜	

料理名	材料	1人分(g)	4人分	つくり方
涼風ゼリー	サイダー	50	㋕ 1	① 器に甘納豆を入れておく。 ② 熱湯にゼラチンをふり入れて、かき混ぜて完全に溶かし、砂糖を加えて溶かし、ペパーミントとレモン汁を加える。 ③ ②にサイダーを静かに注いで混ぜ合わせ、①に入れて冷蔵庫で冷やし固める。 ④ 器に③を型から出して、甘納豆が上になるように盛る。 E 58kcal　P 1.3g　F 0.0g　塩 0.0g
	｛粉ゼラチン	1.2	5g（1袋）	
	熱湯	15	㋛ 4	
	砂糖	4	㋛ 1・2/3	
	レモン汁	1	㋛ 1	
	ペパーミント	1	㋛ 1	
	甘納豆	5	20g	

料理名	材料	1人分(g)	4人分	つくり方
水無月	｛小麦粉	7.5	㋛ 4	① Aを混ぜ合わせ、万能こし器でこして耐熱容器に入れ、電子レンジでラップをかけないで1分30秒加熱する。 ② 熱いうちによくかき混ぜて四角の容器（約9cm×11cm）に入れ替えて表面を平らにし、甘納豆をちらす。 ③ 再び1分30秒〜2分加熱し、あら熱をとってから冷蔵庫で冷やす。 ④ 1人1切れの三角形に切り分ける。 E 73kcal　P 1.0g　F 0.2g　塩 0.0g
	白玉粉	1.5	㋛ 2	
	A 片栗粉	0.8	㋛ 1	
	砂糖	5	㋛ 2強	
	水	20	㋕ 1/2弱	
	甘納豆	6	25g	

㋛：小さじ　㋛：大さじ　㋕：カップ

秋の献立

おこわに色とりどりの料理を合わせて

献立名	材料	1人分(g)	4人分	つくり方
炊きおこわ	もち米 うるち米 ささげ 黒炒りごま 塩	50 15 5 0.5 0.3	200g 60g 20g 小 2/3 小 1/4	① ささげは水洗いし、豆の5倍の水で20分茹でる。豆と煮汁を分けておく。 ② もち米、うるち米を合わせて洗い、炊飯器に入れ、ささげの煮汁と水を合わせて炊飯器の1.5合の目盛りまで入れ、茹でたささげをのせて普通に炊く。 ③ ごまと塩を混ぜ、ごま塩をつくる。 ④ 炊きあがったおこわを器に盛り、ごま塩をふる。 E 251kcal　P 5.3g　F 1.0g　塩 0.3g
五目玉子焼き	卵 A 砂糖 　 塩 　 だし汁 むきえび 人参 生椎茸 絹さや 茹でたけのこ ししとう サラダ油	50 2.5 0.5 10 20 10 10 5 5 15 0.5	4個 大 1強 小 1/2弱 大 3弱 80g 40g 40g 20g 20g 8本 小 1/2	① むきえびはあらくきざむ。 ② 人参はせん切り、椎茸は軸をとって薄切り、絹さやはせん切りにする。 ③ たけのこはせん切りにして熱湯をかける。 ④ 卵を溶きほぐし、Aと合わせて①、②、③を加えてオーブンペーパーを敷いた天板に流し入れ、150℃で20～30分焼く。 ⑤ ④を切り分けて器に盛り、竹串で刺して穴をあけて炒めたししとうを添える。 E 123kcal　P 11.5g　F 5.9g　塩 0.8g
牛肉と野菜の煮物	牛肉 ごぼう さやいんげん サラダ油 B 砂糖 　 しょうゆ 　 酒 　 だし汁	15 30 20 1.2 5 7 3 30	60g 120g 8本 小 1強 大 2強 大 1·1/2 大 2/3 カ 2/3弱	① ごぼうはささがきにし、水に放してアク抜きし、その水で茹でる。 ② さやいんげんは3cm長さの斜め切りにする。 ③ 牛肉は1cm幅に切る。 ④ 鍋に油を熱し、③を炒め、色が変わったら①、②を加えてさらに炒め、Bを加えて煮る。 E 124kcal　P 3.6g　F 6.7g　塩 1.1g
なめこのおろし和え	大根 きゅうり 塩 なめこ C 塩 　 みりん 　 米酢	40 20 0.2 15 0.3 3 4	160g 1本 小 1/5 1袋 小 1/4 小 2 大 1強	① 大根はおろして、水気を軽くきる。 ② きゅうりは1cm角に切り、塩をふっておく。しんなりしたら水気を絞る。 ③ なめこは熱湯でさっと茹でる。 ④ ①とCを合わせて②、③を和える。 E 21kcal　P 0.6g　F 0.1g　塩 0.5g
味噌汁	木綿豆腐 長ねぎ だし汁 味噌	30 5 100 7	1/2丁 20g カ 2 大 1·1/2	E 38kcal　P 3.2g　F 1.7g　塩 1.0g

小：小さじ　大：大さじ　カ：カップ　　1食分合計　E 557kcal　P 24.2g　F 15.4g　塩 3.7g

どこか懐かしい ねぎ味噌料理

献立名	材料	1人分(g)	4人分	つくり方			
ご飯	ご飯	150	600g	E 252kcal	P 3.8g	F 0.5g	塩 0.0g
かじき鮪の ねぎ味噌焼き	めかじき 酒 長ねぎ A 味噌 　 みりん 　 サラダ油 ししとう サラダ油	70 少々 20 8 1.5 1 20 1	70g×4切 少々 80g 大1・2/3 小1 小1 8本 小1	① めかじきは酒をふっておく。 ② 長ねぎはみじん切りにし、Aと混ぜ合わせる。 ③ フライパンにクッキングシートを敷き、①を盛りつけたとき表になるほうを下にして並べ、中火でこげ目がつく程度に焼く。裏返し、ふたをして弱火で約2分焼いてから②をのせて火をとおす。 ④ ししとうは竹串で刺して穴をあけ、フライパンで炒める。 ⑤ 器に③を盛り、④を添える。 E 147kcal　P 14.3g　F 7.3g　塩 1.1g			
かぶの クリーム煮	かぶ 人参 しめじ ブロッコリー ロースハム 固形コンソメ 水 牛乳 B バター 　 小麦粉 こしょう	60 20 10 20 10 1.2 30 50 1.3 1.3 少々	中4個 1/2本 1/2袋 80g 40g 1個 カ2/3 カ1 小1強 小2弱 少々	① かぶは皮をむき、4つ割りにする。 ② 人参は乱切りにする。 ③ しめじは石づきを取り、ほぐしておく。 ④ ブロッコリーは小房に分けて茹でる。または電子レンジで1.5～2分加熱する。 ⑤ ロースハムは短冊切りにする。 ⑥ 鍋に①、②、③、⑤を入れ、水、コンソメを加えて煮る。九分どおり火がとおったら牛乳を加え2～3分煮て、練り合わせたBを加えてとろみをつけ、こしょうで調味する。 ⑦ 器に⑥を盛り、④を添える。 E 98kcal　P 5.0g　F 4.6g　塩 0.9g			
春雨とわかめ の酢の物	春雨 カットわかめ きゅうり 塩 C 砂糖 　 塩 　 しょうゆ 　 米酢	5 1 10 0.1 2 0.2 1 5	20g 4g 1/2本 小1/10 大1弱 小1/5 小2/3 大1・1/3	① 春雨は湯でもどし、水気をきる。 ② わかめは湯でもどし、水気を絞る。 ③ きゅうりはせん切りにし、塩をしてしんなりしたら絞る。 ④ ①、②、③をCで和える。 E 31kcal　P 0.4g　F 0.1g　塩 0.7g			
清し汁	庄内麩 かぶの葉 だし汁 塩 しょうゆ	2 10 100 0.6 0.5	8g 40g カ2 小1/2 小1/3	E 12kcal　P 1.1g　F 0.1g　塩 0.8g			

小：小さじ　大：大さじ　カ：カップ　　　　1食分合計　E 540kcal　P 24.6g　F 12.6g　塩 3.5g

歯ざわり楽しいつくね料理

献立名	材料	1人分(g)	4人分	つくり方
ご飯	ご飯	150	600g	E 252kcal　P 3.8g　F 0.5g　塩 0.0g
れんこん入り変わりつくね	鶏挽肉	60	240g	① 焼きのりは1人分4枚の四角に切る。 ② れんこんはあらみじんに切る。 ③ 人参はみじん切りにする。 ④ ボウルに鶏挽肉、溶いた卵、しょうゆ、酒、片栗粉を入れて、ねばりが出るまでよく混ぜ、②、③を加えてさらに混ぜる。1人分2個に分けて、小判形にして、①を両面にはる。 ⑤ フライパンに油を熱し、④を入れ、初めは強火で30秒、火を弱めてフライパンを動かしながら2～3分焼く。裏返して同様に焼き、中まで火をとおす。 ⑥ ⑤にAを加えて煮汁がなくなるまで煮て、たれをからめる。 ⑦ 器にサラダ菜を敷いて⑥を盛り、ミニトマトを添える。 E 194kcal　P 14.6g　F 8.7g　塩 1.1g
	れんこん	15	60g	
	人参	10	1/3本	
	卵	6	1/2個	
	しょうゆ	2	小 1・1/3	
	酒	4	大 1強	
	片栗粉	4.5	大 2強	
	焼きのり	0.5	1枚	
	サラダ油	3	大 1	
	A 砂糖	2	大 1	
	A しょうゆ	4.5	大 1	
	A 酒	4	大 1	
	A みりん	1.5	小 1	
	A だし汁	8	大 2	
	サラダ菜	5	4枚	
	ミニトマト	10	4個	
南瓜のいとこ煮	かぼちゃ	60	240g	① 小豆は5～6倍容量の水を加えて、やわらかくなるまで40～50分煮る。 ② かぼちゃは種とわたを取り、1人分3個に切り、皮をところどころむき、面取りする。 ③ 鍋にBを入れ、②を加えて7～8分煮、①を加えて、さらにかぼちゃがやわらかくなるまで7～8分煮る。 E 91kcal　P 2.9g　F 0.3g　塩 0.5g
	小豆	7	30g	
	B 砂糖	2.5	大 1強	
	B しょうゆ	3	小 2	
	B だし汁	50	カ 1	
胡瓜のうに和え	きゅうり	30	1本	① きゅうりは横5等分して短冊に切り、塩をして、しんなりしたら水気を絞る。 ② かに風味かまぼこはほぐす。 ③ ボウルに練りうにとみりんを合わせ、①、②を和える。 E 28kcal　P 2.3g　F 0.3g　塩 0.8g
	塩	0.3	小 1/4	
	かに風味かまぼこ	10	40g	
	練りうに	6	大 1・1/2	
	みりん	2	小 1・1/3	
味噌汁	なめこ	20	1袋	
	長ねぎ	15	1本	
	だし汁	100	カ 2	
	味噌	7	大 1・1/2	E 23kcal　P 1.6g　F 0.5g　塩 1.0g

小：小さじ　大：大さじ　カ：カップ　　1食分合計　E 588kcal　P 25.2g　F 10.3g　塩 3.4g

淡いクリーム色が美しい かぶら蒸し

献立名	材料	1人分(g)	4人分	つくり方
ご飯	ご飯	150	600 g	E 252kcal　P 3.8g　F 0.5g　塩 0.0g
金目鯛の かぶら蒸し	金目鯛	40	40g×4切	① 金目鯛は塩、酒をふっておく。 ② しめじは石づきを取って、ほぐしておく。人参は薄いいちょう切り、または型抜きして、薄く切る。 ③ かぶは皮をむいてすりおろし、うらごし器の上にのせて自然に水気をきり、溶いた卵と混ぜる。 ④ 器に金目鯛をおき、③をかけ、②とぎんなんをちらし、十分蒸気のあがった蒸し器に入れ、初めは強火で、途中で中火にして10分蒸す。 ⑤ 絹さやは茹でて斜め3つに切る。 ⑥ Aを鍋に入れて、火にかけ、鍋底をかき混ぜながら火をとおし、とろみをつける。 ⑦ ④に茹でた絹さやをのせ、⑥のくずあんをかけ、わさびを添える。 E 125kcal　P 9.5g　F 4.8g　塩 0.9g
	塩	0.2	小 1/5	
	酒	5	大 1・1/3	
	かぶ	60	4個	
	卵	10	1個	
	しめじ	20	1袋	
	人参	5	20g	
	ぎんなん	2	8粒	
	絹さや	5	8枚	
	A 塩	0.6	小 1/2	
	薄口しょうゆ	0.2	少々	
	みりん	4.5	大 1	
	だし汁	25	カ 1/2	
	片栗粉	2	大 1	
	練りわさび	少々	少々	
炒り鶏	鶏もも肉（皮なし）	25	100g	① 鶏もも肉は一口大に切る。 ② 鍋に油を熱し、鶏肉を炒め、油がまわったら冷凍野菜を加えて炒め、Bと水をひたひたに加え、ふたをして沸騰したら弱火で10分煮含める。最後に煮汁が残っている場合はふたをとり、強火で煮きる。 E 154kcal　P 6.8g　F 6.6g　塩 1.2g
	冷凍和風野菜ミックス	100	1袋(400g)	
	サラダ油	3	大 1弱	
	B 砂糖	4.5	大 2	
	酒	2.5	小 2	
	しょうゆ	8	大 1・2/3	
	水	適宜	適宜	
ほうれん草の お浸し	ほうれん草	50	200g	① ほうれん草は茹でて、水にとって水気を絞り、3cm長さに切る。 ② 黄菊は花びらを摘み、酢（分量外）を加えた湯で茹で、水にとって水気を絞り、ほぐしておく。 ③ しょうゆとだし汁を混ぜ、①、②を和える。 E 14kcal　P 1.4g　F 0.2g　塩 0.3g
	黄菊	10	40g	
	しょうゆ	2	小 1・1/3	
	だし汁	少々	少々	
味噌汁	カットわかめ	1	4g	
	かぶの葉	10	40g	
	だし汁	100	カ 2	
	味噌	7	大 1・1/2	E 19kcal　P 1.6g　F 0.5g　塩 1.2g

小：小さじ　大：大さじ　カ：カップ

1食分合計　E 564kcal　P 23.1g　F 12.6g　塩 3.6g

卵とうなぎの相性は 1＋1＝3

献立名	材料	1人分(g)	4人分	つくり方			
ご飯	ご飯	150	600 g	E 252kcal	P 3.8g	F 0.5g	塩 0.0g
うなたま	うなぎ蒲焼き	25	100g	① うなぎは横半分に切り、2cm幅に切る。 ② 玉ねぎは3～5mmのせん切りにする。 ③ ごぼうはささがきにして水にさらし、つけた水で茹でる。 ④ こねぎは小口切りにする。 ⑤ ②、③をAで煮て、煮上がったらあら熱をとる。 ⑥ 卵を溶きほぐして、半量と⑤を混ぜておく。 ⑦ 天板にオーブンシートを敷き、⑥を流し入れ、うなぎをのせ、残りの卵も流し入れ、こねぎをちらし、150℃のオーブンで20～25分焼く。 ⑧ ⑦を切り分けて、しその葉を敷いた器に盛り、ミニトマトを添える。			
	卵	50	4個				
	玉ねぎ	30	1/2個				
	ごぼう	20	80g				
	こねぎ	5	4本				
	A 砂糖	0.5	小 2/3				
	しょうゆ	7	大 1·1/2				
	酒	3	大 2/3				
	みりん	7	大 1·1/2				
	だし汁	30	カ 3/5				
	しその葉	1	4枚				
	ミニトマト	10	4個	E 205kcal	P 13.4g	F 10.5g	塩 1.6g
えびと胡瓜のぶどう酢	えび	30	中8尾	① えびは背わたを取り、殻つきのまま小鍋に入れ、Bを加えて酒蒸しにして殻をむく。 ② きゅうりは板ずりをし、薄い小口切りにしてCに漬け、しんなりしたら絞っておく。 ③ ぶどうは皮と種を取り、大きければ2つ割りにする。 ④ 小鍋にDを入れて火にかけ、沸騰したら水溶き片栗粉でとろみをつけてぶどう酢をつくり、冷やしておく。 ⑤ 器に①、②、③を盛り、④をかける。			
	B 酒	3	大 2/3				
	塩	0.1	小 1/10				
	水	適宜	適宜				
	きゅうり	40	1·1/2本				
	C 水	50	カ 1				
	塩	0.6	小 1/2				
	ぶどう	25	100g				
	ぶどう酢						
	D 砂糖	2	大 1弱				
	塩	0.3	小 1/4				
	みりん	4.5	大 1				
	米酢	7.5	大 2				
	だし汁	4	大 1				
	赤ワイン	10	大 3弱				
	片栗粉	0.8	小 1				
	水	1	小 1	E 80kcal	P 6.1g	F 0.2g	塩 0.5g
小松菜のきのこ和え	小松菜	50	200g	① 小松菜は茹でて3～4cm長さに切り、人参は3～4cm長さのせん切りにして茹で、水気を絞る。 ② Eで①を和える。			
	人参	5	20g				
	E えのきたけ	10	40g				
	味付けしょうゆ	0.5	小 1/3	E 13kcal	P 1.2g	F 0.1g	塩 0.5g
味噌汁	みょうが	5	2個				
	カットわかめ	1	4g				
	だし汁	100	カ 2				
	味噌	7	大 1·1/2	E 17kcal	P 1.4g	F 0.5g	塩 1.1g
小：小さじ　大：大さじ　カ：カップ			1食分合計	E 567kcal	P 25.9g	F 11.8g	塩 3.7g

鮭をひと手間かけて おいしく

献立名	材料	1人分(g)	4人分	つくり方			
ご飯	ご飯	150	600g	E 252kcal	P 3.8g	F 0.5g	塩 0.0g
鮭の ハンバーグ	鮭 玉ねぎ サラダ油 A 生パン粉 　牛乳 　酒 B 塩 　こしょう サラダ油	60 20 1 10 10 3 0.3 少々 3	240g 1/2個 小1 カ1 大2・1/3 大2/3 小1/4 少々 大1弱	① 玉ねぎはみじん切りにして、油で炒める。 ② 鮭は半量を細かくきざみ、残りは5mm角に切る。 ③ パン粉は牛乳でしとらせる。 ④ ボウルに①、②とA、Bを入れ、こねて小判形にする。 ⑤ フライパンに油を熱し、強火で表面を焼き、弱火にして5分焼く。 ⑥ ひっくり返し、そのままふたをして2分焼く。			
〈付け合わせ〉 ほうれん草と しめじのソテー	ほうれん草 しめじ 塩 こしょう サラダ油 **トマトソース** トマトピューレ 固形コンソメ 水 小麦粉 バター	50 10 0.5 少々 1 18 0.2 25 0.5 0.5	200g 1/2袋 小1/2弱 少々 小1 大4・1/2 1/4個 カ1/2 小2/3 小1/2	⑦ ほうれん草は茹でて約3cmに切る。しめじは石づきを取り、ほぐす。 ⑧ ⑦を炒め、塩、こしょうで調味する。 ⑨ バターで小麦粉を炒め、水を加え、なめらかになったらコンソメ、トマトピューレを入れて味をととのえ、トマトソースをつくる。 ⑩ 器に⑥を盛り、⑨をかけ、⑧を添える。 E 187kcal　P 16.7g　F 8.0g　塩 1.2g			
ひじきの 炒め煮	ひじき 人参 れんこん 油揚げ サラダ油 C 砂糖 　しょうゆ 　だし汁	8 10 5 5 2 2 5 70	30g 1/3本 20g 2/3枚 小2 大1弱 大1強 カ1・1/2	① ひじきは水でもどし、水気をきっておく。 ② 人参、れんこんは、いちょう切りにする。 ③ 油揚げは熱湯をかけて油抜きし、短冊に切る。 ④ 鍋に油を熱し、①、②を炒め、油がまわったら③とCを加えて、汁気がなくなるまで弱火で煮る。 E 68kcal　P 2.5g　F 3.8g　塩 0.9g			
菊花かぶ	かぶ 塩 D 砂糖 　みりん 　米酢 　赤唐辛子	60 0.6 1.5 1.5 7 少々	4個 小1/2 小2 小1 大2弱 少々	① かぶは下側1/4を残して縦横に細かい切り込みを入れ、下側に十文字にかくし包丁を入れ、塩をふる。 ② かぶがしんなりしたら絞ってDに漬ける。 E 25kcal　P 0.4g　F 0.1g　塩 0.5g			
味噌汁	木綿豆腐 なめこ こねぎ だし汁 味噌	30 10 5 100 7	1/3丁 1/2袋 2〜3本 カ2 大1・1/2	E 40kcal　P 3.5g　F 1.7g　塩 1.0g			

小：小さじ　大：大さじ　カ：カップ　　　1食分合計　E 572kcal　P 26.9g　F 14.1g　塩 3.6g

主役はきのこ 秋の食材せいぞろい

献立名	材料		1人分(g)	4人分	つくり方
きのこご飯	米		55	1.6合	① 米は洗ってザルにあげておく。 ② えのき茸は石づきを取り、3cmの長さに切る。しめじも石づきを取ってほぐす。 ③ 椎茸は軸を取り、薄切りにする。 ④ 人参はせん切りにする。 ⑤ 油揚げは熱湯をかけて油抜きし、縦半分にし、3mm幅に切る。 ⑥ 炊飯器に洗った米を入れ、Aを加えて、普通の水加減にし、②～⑤を加えて炊く。 E 227kcal　P 5.4g　F 1.6g　塩 1.0g
	A	塩	0.4	小1/3	
		しょうゆ	4	大1弱	
		酒	5	大1・1/3	
	えのきたけ		15	2/3袋	
	しめじ		25	1袋	
	椎茸		5	2～3枚	
	人参		10	1/3本	
	油揚げ		3	1/2枚	
鶏ささ身の ねぎ味噌 包み揚げ	鶏ささ身		60	6本	① 鶏ささ身はすじを取り、横から包丁を入れて袋状にする。 ② 長ねぎをみじん切りにし、Bを混ぜ合わせる。 ③ ①に②を詰める。 ④ 天ぷら粉はややかために溶く。 ⑤ 油を熱し、③に④をつけて揚げる。 ⑥ オクラは塩でこすってうぶ毛を取り、茹でて斜め2つに切り、サラダ油で炒める。 ⑦ 器に、⑤を斜め2つに切って盛り、⑥を添える。 E 216kcal　P 16.1g　F 10.4g　塩 0.9g
	長ねぎ		5	20g	
	B	白味噌	13	大3	
		みりん	1.5	小1	
		白すりごま	0.7	小1弱	
		天ぷら粉	適宜	適宜	
		水	適宜	適宜	
		揚げ油	適宜	適宜	
		オクラ	15	6本	
		サラダ油	1	小1	
南瓜の煮物	かぼちゃ		60	240g	① かぼちゃは種とわたを取って幅3cmのくし形に切り、皮をところどころむいてCで煮含める。 ② 器に①を盛り、茹でた絹さやを添える。 E 86kcal　P 1.7g　F 0.2g　塩 0.6g
	C	砂糖	3	大1・1/3	
		しょうゆ	4	大1弱	
		みりん	6	大1・1/3	
		だし汁	50	カ1	
	絹さや		5	12枚	
菜果和え	大根		20	80g	① 大根と梨は皮をむき、すりおろして軽く水気をきる。 ② 柿は皮をむき7mmの角切りにする。 ③ りんごは皮つきのまま7mmの角切りにする。 ④ ①とDを合わせて②、③を和える。 E 29kcal　P 0.2g　F 0.1g　塩 0.1g
	梨		25	100g	
	柿		10	40g	
	りんご		10	40g	
	D	砂糖	0.5	小2/3	
		塩	0.1	小1/10	
		米酢	3	小2	
清し汁	カットわかめ		0.5	2g	
	麩		1	4g	
	だし汁		100	カ2	
	塩		0.6	小1/2	
	しょうゆ		0.5	小1/3	E 7kcal　P 0.7g　F 0.1g　塩 0.9g

小：小さじ　大：大さじ　カ：カップ

1食分合計　E 565kcal　P 24.1g　F 12.4g　塩 3.5g

秋の味覚の代表さんま 時には甘辛だれで

献立名	材料	1人分(g)	4人分	つくり方
ご飯	ご飯	150	600g	E 252kcal　P 3.8g　F 0.5g　塩 0.0g
さんまの蒲焼き	さんま	35	2尾	① ししとうは竹串で刺して、穴をあける。
	小麦粉	1.5	適宜	② さんまは3枚におろして長さを半分に切り、水気をふき取り小麦粉をまぶす。
	A 砂糖	2.5	大1強	③ フライパンに油を熱し、ししとうを炒めて取り出してから、さんまの両面を焼き、Aを加えて、味をからませる。
	A しょうゆ	7	大1・1/2	
	A 酒	5	大1・1/3	
	サラダ油	1.2	小1強	④ 器にさんまを盛り、ししとうを添える。
	ししとう	15	8本	E 149kcal　P 7.4g　F 9.9g　塩 1.1g
射込み高野とえびの炊き合わせ	凍り豆腐	10	2枚	① 凍り豆腐は表示どおりにもどし、横半分にして、さらに袋状に切り込みを入れる。
	B 鶏挽肉	8	30g	② 長ねぎ、人参、もどした椎茸はみじん切りにする。
	B 長ねぎ	3	10g	
	B 人参	1	5g	③ かぶは皮をむき、4つ割りにする。
	B 干し椎茸	0.5	1枚	④ 春菊は茹でて3cm長さに切る。
	B 塩	0.1	小1/10	⑤ えびは背わたを取り除き、殻付きのまま酒蒸しにし、冷めてから殻をむく。
	B 酒	1	小1弱	
	B 片栗粉	0.5	小2/3	⑥ Bをよく練り合わせ、4等分して①に詰める。
	C 砂糖	1	大1/2弱	
	C 塩	0.7	小1/2強	⑦ Cで③、⑥を煮含める。
	C しょうゆ	1	小2/3	⑧ 煮汁に④を浸し、味を含ませる。
	C みりん	5	大1強	⑨ 器に凍り豆腐を半分に切って盛り、かぶと⑤、⑧を盛り合わせる。
	C だし汁	100	カ2	
	えび	15	中4本	
	酒	1	小1弱	
	かぶ	40	2個	
	春菊	20	80g	E 112kcal　P 10.4g　F 3.8g　塩 1.0g
胡瓜ときくらげのごま酢和え	きゅうり	40	1・1/2本	① きゅうりは薄切りにして塩をふり、しんなりしたら水気を絞る。
	塩	0.2	小1/5	
	きくらげ	1	4g	② きくらげはもどし、さっと茹でて石づきを取り除き、せん切りにする。
	D 砂糖	1.5	小2	③ ①と②をDで和える。
	D 塩	0.3	小1/4	
	D 米酢	5	大1・1/3	
	D 白すりごま	1	大1/2	E 21kcal　P 0.7g　F 0.6g　塩 0.5g
味噌汁	白菜	30	120g	
	かぶの葉	5	20g	
	だし汁	100	カ2	
	味噌	7	大1・1/2	E 21kcal　P 1.6g　F 0.4g　塩 1.0g

小:小さじ　大:大さじ　カ:カップ　　1食分合計　E 555kcal　P 23.9g　F 15.2g　塩 3.6g

秋鯖をカレー風味でさっぱりと

献立名	材料	1人分(g)	4人分	つくり方
ご飯	ご飯	150	600g	E 252kcal　P 3.8g　F 0.5g　塩 0.0g
鯖のカレーマリネ	鯖	70	70g×4切	① 鯖を1人分3切れに切り、塩をふる。
	塩	0.7	小1/2強	② 玉ねぎ、赤ピーマン、ピーマンは薄切り、トマトはあらいみじん切りにする。
	小麦粉	3	大1	③ フライパンに油を熱し、①に小麦粉をつけて焼く。
	サラダ油	2	小2	④ 鍋に油を熱し、玉ねぎ、ピーマンを炒める。Aを加え、熱いうちに③にかける。
	玉ねぎ	10	40g	⑤ 皿に④を盛りつけ、トマト、パセリをちらす。
	赤ピーマン	7	1個	
	ピーマン	7	1個	
	トマト	25	100g	
	サラダ油	2	小2	
	A カレー粉	1	小2	
	酢	8	大2強	
	パセリ	1	4g	E 209kcal　P 15.4g　F 12.7g　塩 1.0g
さつま芋の甘煮	さつま芋	50	200g	① さつま芋は7mm厚さの輪切りか半月に切り、水に漬けてアクをぬき、水気をきる。
	B 砂糖	5	大2強	② レーズンはぬるま湯に漬け、もどす。
	塩	0.1	少々	③ 鍋に①を入れ、ひたひたの水を入れ、Bを加えてやわらかくなるまで煮る。途中で②も加える。
	レーズン	3	12g	E 94kcal　P 0.7g　F 0.1g　塩 0.1g
オクラとろろ	オクラ	30	120g	① オクラは塩でもみ、うぶ毛を取って茹で、薄切りにする。
	C 削り節	0.5	2g	② ①とCを混ぜ合わせる。
	えのきたけ味付け	7	30g	
	しょうゆ	0.8	小1/2強	E 15kcal　P 1.4g　F 0.1g　塩 0.4g
冬瓜のスープ	冬瓜	40	160g	① 冬瓜は4cm幅に切り、わたと種を取って皮をむき、1cm厚さに切る。
	ボンレスハム	7	30g	② ボンレスハムは4cm長さのせん切りにする。
	こねぎ	5	2〜3本	③ こねぎは小口切りにする。
	D 塩	0.5	小1/2弱	④ Dで①、②を煮る。
	しょうゆ	0.7	小1/2	⑤ 器に④を盛り、③をちらす。
	鶏ガラスープ(顆粒)	0.5	2g	
	水	100	カ2	E 16kcal　P 1.7g　F 0.3g　塩 1.0g

小：小さじ　大：大さじ　カ：カップ　　1食分合計　E 586kcal　P 23.0g　F 13.7g　塩 2.5g

丼物にも、野菜をたっぷり使いましょう

献立名	材料		1人分(g)	4人分	つくり方
三色丼	ご飯		150	600g	① 玉ねぎはみじん切りにする。
	牛もも挽肉		40	160g	② 油を熱して①を炒め、きつね色になったら肉を入れて炒め、Aを加え、汁気がなくなるまで炒める。
	玉ねぎ		25	100g	
	サラダ油		3	㊁1弱	
	A	砂糖	3	㊁1·1/3	③ ツナ缶をほぐして、Bで汁気がなくなるまで炒り煮する。
		しょうゆ	5	㊁1強	
		酒	3	㊁2/3	④ 人参はせん切りにして、Cでやわらかく煮る。
		水	25	㊌1/2	
	ツナ水煮缶		30	120g	⑤ 絹さやは色よく茹でる。
	B	しょうゆ	1	㊂2/3	⑥ 器にご飯を盛り、②、③、④を彩りよく盛り合わせて⑤を飾る。
		酒	4	㊁1強	
		水	25	㊌1/2	
	人参		40	1本	
	C	砂糖	1	㊁1/2弱	
		しょうゆ	2	㊁1·1/3	
		だし汁	40	㊌4/5	
	絹さや		5	8枚	E 425kcal P 17.7g F 7.5g 塩 1.4g
茄子の田舎煮	なす		80	4本	① なすはヘタをとり、斜めに切れめを入れて水につけ、アクをとり、水気をふき取る。
	サラダ油		4	㊁1·1/4	
	桜えび		3	12g	② 鍋に油を熱し、なすを皮のほうから炒め、裏返してサッと炒める。
	D	砂糖	3	㊁1·1/3	
		しょうゆ	6	㊁1·1/3	③ Dを煮立て、①と桜えびを加えて煮含める。
		だし汁	50	㊌1	④ オクラは塩でこすり、うぶ毛を取り、茹でる。
	オクラ		10	4本	⑤ 器に③を盛り、④を斜め半分に切って盛り合わせる。
					E 81kcal P 3.2g F 4.2g 塩 0.8g
胡瓜ともずくの酢の物	きゅうり		25	1本	① きゅうりは薄い輪切りにして塩をふり、しんなりしたら水気を絞る。
	塩		0.1	㊂1/10	
	もずく		25	100g	② しその葉はせん切りにして水にさらし、水気を絞る。
	しその葉		1	4枚	
	E	砂糖	2	㊁1弱	③ ①ともずくをEで和えて器に盛り、②を天盛りにする。
		塩	0.2	㊂1/5	
		しょうゆ	1	㊂2/3	
		米酢	5	㊁1·1/3	E 16kcal P 0.4g F 0.1g 塩 0.5g
味噌汁	庄内麩		1	4g	
	こねぎ		5	2〜3本	
	だし汁		100	㊌2	
	味噌		7	㊁1·1/2	E 21kcal P 1.6g F 0.5g 塩 1.0g

㊂:小さじ ㊁:大さじ ㊌:カップ　　　　1食分合計　E 543kcal P 22.9g F 12.3g 塩 3.7g

あっさり魚料理にコッテリ味噌炒め

献立名	材料	1人分(g)	4人分	つくり方			
ご飯	ご飯	150	600g	E 252kcal	P 3.8g	F 0.5g	塩 0.0g
蒸し魚の きのこ あんかけ	鮭	60	60g×4切	① なめこはサッと洗い水気をきる。しめじは石づきを取り、ほぐす。 ② 人参はいちょう切り、またはもみじ型で抜く。 ③ 枝豆はさやから出す。 ④ 鮭をバットに並べ、塩、酒をふって蒸す。 ⑤ Aに①、②を入れて火をとおし、水溶き片栗粉でとろみをつける。 ⑥ 器に④を盛り、⑤をかけ、③をちらす。			
	塩	0.3	小1/4				
	酒	2	大1/2				
	なめこ	20	1袋				
	しめじ	20	1袋				
	人参	5	20g				
	冷凍枝豆	5	20g				
	A 砂糖	1	大1/2弱				
	塩	0.4	小1/3				
	しょうゆ	4	大1弱				
	だし汁	60	カ1・1/5				
	片栗粉	2	大1				
	水	4	大1	E 111kcal	P 15.3g	F 2.9g	塩 1.4g
米茄子の 肉味噌	米なす	80	大1個	① 米なすはヘタを切り落とし、大きさによって3～4つの輪切りにする。 ② フライパンに油を熱し、①の両面を焼いて火をとおす。 ③ 鍋にBを入れ、火にかけて木杓子でかき混ぜながら火をとおし、肉味噌をつくる。 ④ 器に②を盛り、③をのせ、けしの実をちらす。			
	サラダ油	8	大2・1/2				
	B 鶏挽肉	10	40g				
	長ねぎ	5	1/2本				
	味噌	7	大1・1/2				
	砂糖	3	大1・1/3				
	酒	5	大1・1/3				
	けしの実	0.3	少々	E 137kcal	P 4.0g	F 9.0g	塩 0.9g
人参の ごま酢和え	人参	40	1本	① 人参は3～4cmのせん切りにし、茹でる。 ② かいわれ大根は根を切り落とす。 ③ Cを合わせ、①、②を和える。			
	かいわれ大根	3	15g				
	C 白すりごま	1	大1/2				
	砂糖	1.5	小2				
	しょうゆ	3	小2				
	米酢	3	大2/3	E 31kcal	P 0.7g	F 0.6g	塩 0.5g
清し汁	カットわかめ	0.5	2g				
	こねぎ	5	2～3本				
	だし汁	100	カ2				
	塩	0.6	小1/2				
	しょうゆ	0.5	小1/3	E 5kcal	P 0.5g	F 0.0g	塩 0.9g

小：小さじ 大：大さじ カ：カップ

1食分合計 E 536kcal P 24.3g F 13.0g 塩 3.7g

豚肉と大根と味噌ハーモニーを楽しんで

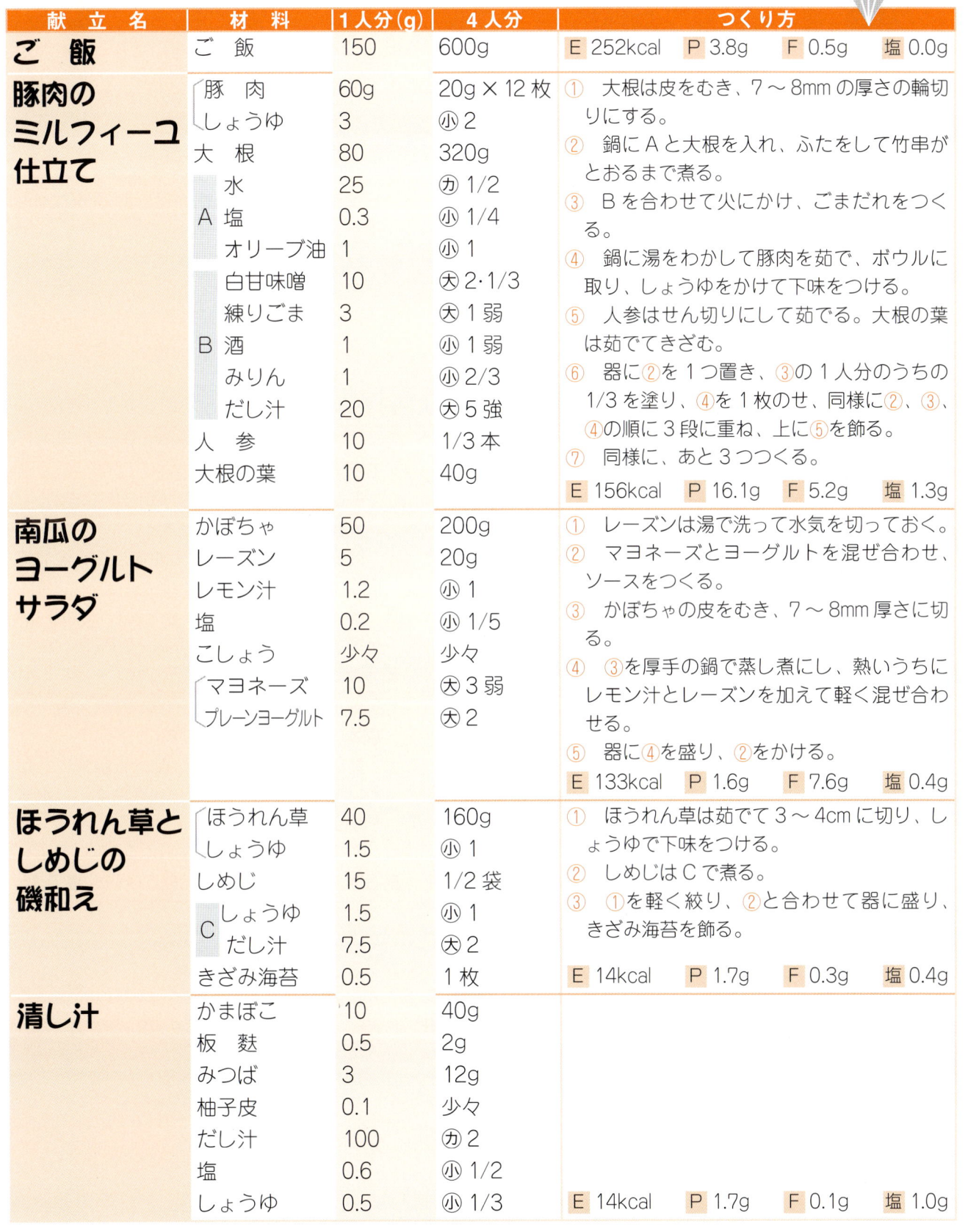

献立名	材料		1人分(g)	4人分	つくり方			
ご飯	ご飯		150	600g	E 252kcal	P 3.8g	F 0.5g	塩 0.0g
豚肉のミルフィーユ仕立て		豚肉	60g	20g×12枚	① 大根は皮をむき、7～8mmの厚さの輪切りにする。 ② 鍋にAと大根を入れ、ふたをして竹串がとおるまで煮る。 ③ Bを合わせて火にかけ、ごまだれをつくる。 ④ 鍋に湯をわかして豚肉を茹で、ボウルに取り、しょうゆをかけて下味をつける。 ⑤ 人参はせん切りにして茹でる。大根の葉は茹でてきざむ。 ⑥ 器に②を1つ置き、③の1人分のうちの1/3を塗り、④を1枚のせ、同様に②、③、④の順に3段に重ね、上に⑤を飾る。 ⑦ 同様に、あと3つつくる。			
		しょうゆ	3	小2				
		大根	80	320g				
	A	水	25	力1/2				
		塩	0.3	小1/4				
		オリーブ油	1	小1				
		白甘味噌	10	大2·1/3				
		練りごま	3	大1弱				
	B	酒	1	小1弱				
		みりん	1	小2/3				
		だし汁	20	大5強				
	人参		10	1/3本				
	大根の葉		10	40g	E 156kcal	P 16.1g	F 5.2g	塩 1.3g
南瓜のヨーグルトサラダ	かぼちゃ		50	200g	① レーズンは湯で洗って水気を切っておく。 ② マヨネーズとヨーグルトを混ぜ合わせ、ソースをつくる。 ③ かぼちゃの皮をむき、7～8mm厚さに切る。 ④ ③を厚手の鍋で蒸し煮にし、熱いうちにレモン汁とレーズンを加えて軽く混ぜ合わせる。 ⑤ 器に④を盛り、②をかける。			
	レーズン		5	20g				
	レモン汁		1.2	小1				
	塩		0.2	小1/5				
	こしょう		少々	少々				
		マヨネーズ	10	大3弱				
		プレーンヨーグルト	7.5	大2	E 133kcal	P 1.6g	F 7.6g	塩 0.4g
ほうれん草としめじの磯和え		ほうれん草	40	160g	① ほうれん草は茹でて3～4cmに切り、しょうゆで下味をつける。 ② しめじはCで煮る。 ③ ①を軽く絞り、②と合わせて器に盛り、きざみ海苔を飾る。			
		しょうゆ	1.5	小1				
	しめじ		15	1/2袋				
	C	しょうゆ	1.5	小1				
		だし汁	7.5	大2				
	きざみ海苔		0.5	1枚	E 14kcal	P 1.7g	F 0.3g	塩 0.4g
清し汁	かまぼこ		10	40g				
	板麩		0.5	2g				
	みつば		3	12g				
	柚子皮		0.1	少々				
	だし汁		100	力2				
	塩		0.6	小1/2				
	しょうゆ		0.5	小1/3	E 14kcal	P 1.7g	F 0.1g	塩 1.0g

小:小さじ 大:大さじ 力:カップ　　1食分合計　E 569kcal　P 24.9g　F 13.7g　塩 3.1g

パン粉焼き…少ない油でひと工夫

献立名	材料	1人分(g)	4人分	つくり方
ご飯	ご飯	150	600g	E 252kcal　P 3.8g　F 0.5g　塩 0.0g
秋鮭のパン粉焼き	鮭	60	60g×4切	① 鮭に塩、こしょうをふり、しばらくおく。
	塩	0.6	小1/2	② パセリはみじん切りにし、パン粉、オリーブ油と混ぜ合わせる。
	こしょう	少々	少々	③ ①に②をまぶし、オーブンシートを敷いた天板に並べ、200℃のオーブンで10分焼く。
	パン粉	6	カ1/2弱	④ ほうれん草は茹でて水気を絞り、3cm長さに切り、炒めて塩、こしょうで調味する。
	パセリ	1	少々	⑤ レモンはくし形に切る。
	オリーブ油	5	大1・1/2	⑥ 器に③、④を盛り、⑤を添える。
	ほうれん草	30	120g	
	塩	0.2	小1/5	
	こしょう	少々	少々	
	サラダ油	1	小1	
	レモン	5	1/2個	E 168kcal　P 15.1g　F 9.2g　塩 0.9g
切干し大根の炒り煮	切干し大根	12	50g	① 切干し大根はさっと水洗いして、もどして水気をきる。
	干し椎茸	0.5	2枚	② 干し椎茸はもどしてうす切りにする。
	人参	10	1/3本	③ 人参はいちょう切りにする。
	油揚げ	4	2/3枚	④ 油揚げは熱湯をかけて油抜きし、短冊に切る。
	サラダ油	1.5	小1・1/2	⑤ 鍋に油を熱し、①～④を入れて炒め、Aを加え、煮立ったら中火にして煮含める。
	A 砂糖	3.5	大1・1/2	
	しょうゆ	7	大1・1/2	
	だし汁	100	カ2	E 88kcal　P 2.4g　F 2.9g　塩 1.2g
れんこんの菊花入り甘酢	れんこん	25	100g	① れんこんは薄いいちょう切りにし、酢（分量外）を加えた湯で茹でる。
	黄菊	5	20g	② 黄菊は花びらを摘み、酢（分量外）を加えた湯で茹でる。水にとって冷まし、水気を絞り、ほぐす。
	B 砂糖	1.5	小2	③ Bを合わせ、①、②を和える。
	塩	0.1	小1/10	
	みりん	1.5	小1	
	米酢	5	大1・1/3	E 30kcal　P 0.6g　F 0.0g　塩 0.1g
味噌汁	なす	30	小2個	
	だし汁	100	カ2	
	味噌	7	大1・1/2	E 22kcal　P 1.5g　F 0.4g　塩 1.0g

小：小さじ　大：大さじ　カ：カップ　　1食分合計　E 560kcal　P 23.4g　F 13.0g　塩 3.2g

秋の実りが盛りだくさん　さんまをさっぱり味で

献立名	材料		1人分(g)	4人分	つくり方
深山ご飯	米		73	2合	① 米は洗って炊飯器の分量の水加減で30分～1時間おく。 ② しめじは石づきを取り、ほぐす。 ③ 栗はぬるま湯に漬けてしばらくおき、鬼皮がやわらかくなったら鬼皮と渋皮をむき、2つに切る。 ④ 人参はもみじ型で抜き、茹でるか電子レンジで加熱する。 ⑤ 油揚げは熱湯をかけて油抜きし、縦半分にし、せん切りにする。 ⑥ ①にAを加えてかきまぜ、②、③、⑤をのせてスイッチを入れる。 ⑦ 器に盛り、④をちらす。 E 317kcal　P 6.4g　F 1.9g　塩 0.7g
	A	塩	0.3	小 1/4	
		しょうゆ	3	小 2	
		酒	5	大 1・1/3	
	油揚げ		3	1/3枚	
	しめじ		20	1袋	
	栗		20	8個	
	人参		5	20g	
さんまの酢煮	さんま		40	2尾	① さんまは頭と内臓を除いて水できれいに洗い、水気をふきとり、2つに切る。 ② なすは横半分に切り、1切れを4つ割りにして水に放し、アク抜きする。 ③ 鍋にBを煮立て、①、②を入れ、鷹の爪を加えて煮る。煮汁を2～3回かけて表面を固めてから、おとしぶたをして中火で約10分煮る。途中で煮汁を2～3回まわしかける。 ④ 長ねぎは4cmの長さに切り、芯を除いてせん切りにし、白髪ねぎをつくり、水に放つ。 ⑤ 器に③を盛り、④の水気をきって天盛りにする。 E 160kcal　P 8.3g　F 9.9g　塩 0.8g
	なす		40	2個	
	B	水	25	カ 1/2	
		しょうゆ	5	大 1強	
		酒	10	大 3弱	
		みりん	4	大 1弱	
		米酢	5	大 1・1/3	
	鷹の爪		少々	少々	
	長ねぎ		5	1/2本	
ほうれん草のごま味噌和え	ほうれん草		40	160g	① ほうれん草は茹でて3cm長さに切る。 ② 白菜は茹でて7～8mm幅に切る。 ③ Cを合わせ、①、②の水気をかるく絞って和える。 E 34kcal　P 2.0g　F 1.2g　塩 0.5g
	白菜		30	120g	
	C	みりん	2	小 1・1/3	
		味噌	4	大 1弱	
		すりごま	1.5	小 2	
あんかけ茶碗蒸し	卵		25	2個	① ささ身は筋を取り、1本を4つに切る。 ② 卵は割りほぐし、Dを加えて混ぜ、万能こし器でこす。 ③ 器に①を入れ、②を注ぐ。 ④ 蒸気のあがった蒸し器に入れ、やや強火で2分、弱火で12～13分蒸す。 ⑤ Eを煮立て、だしで溶いた片栗粉でとろみをつける。 ⑥ 蒸し器から出し、⑤をかけ、練りわさびを添える。 E 62kcal　P 8.0g　F 2.7g　塩 1.2g
	D	塩	0.6	小 1/2	
		しょうゆ	0.5	小 1/3	
		だし汁	75	カ 1・1/2	
	鶏ささ身		20	2本	
	E	塩	0.2	小 1/5	
		しょうゆ	0.5	小 1/3	
		だし汁	20	カ 2/5	
		片栗粉	0.3	小 1/3	
		だし汁	少々	小 1/2	
	練りわさび		少々	少々	

小：小さじ　大：大さじ　カ：カップ　　1食分合計　E 573kcal　P 24.7g　F 15.7g　塩 3.2g

錦秋を楽しんで

献立名	材料	1人分(g)	4人分	つくり方			
ご飯	ご飯	150	600g	E 252kcal	P 3.8g	F 0.5g	塩 0.0g
かじき鮪の紅葉焼き	めかじき	70	70g×4切	① めかじきはAに約20分漬ける。 ② 鷹の爪はみじん切りにする。 ③ 人参はすりおろして1/6量を別にし、残りの5/6量にBを加え合わせる。 ④ オーブントースターの受け皿にクッキングシートを敷き、①をのせて5分焼き、裏返して2分焼いて③をのせ、さらに3分焼く。 ⑤ ししとうは竹串で刺して穴をあけ、炒める。 ⑥ 器に④を盛り、その上に残しておいた人参のすりおろしをちらし、⑤を添える。			
	A［しょうゆ	4.5	大1				
	酒	2	大1/2				
	人　参	20	1/2本				
	［鷹の爪	少々	少々				
	B マヨネーズ	5	大1・1/2				
	［しょうゆ	0.7	小1/2				
	［ししとう	15	8本				
	［サラダ油	0.5	小1/2				
				E 155kcal	P 13.7g	F 9.3g	塩 1.0g
チンゲンサイのクリーム煮	チンゲンサイ	80	320g	① チンゲンサイは4cm長さに切る。軸の太いところは縦に2～3つに切る。 ② 赤ピーマンはせん切りにし、しめじは石づきを取って、ほぐす。 ③ ハムは半分にし、短冊切りにする。 ④ 鍋に①と水を入れ、ふたをして火にかけ、強火で3分蒸し煮にする。 ⑤ ④に②、③、牛乳とコンソメを加え、ふたをとって弱火で7～8分煮る。 仕上げにこしょうを加え、水溶き片栗粉でとろみをつけ、バターを加える。			
	赤ピーマン	5	1個				
	しめじ	20	1パック				
	ハ　ム	10	40g				
	水	25	カ1/2				
	牛　乳	80	カ1・2/3				
	固形コンソメ	1.2	1個				
	こしょう	少々	少々				
	［片栗粉	1.5	小2				
	［水	2.5	小2				
	バター	1	小1	E 95kcal	P 5.4g	F 4.6g	塩 0.9g
柿なます	［大　根	25	100g	① 大根はせん切りにして塩をふり、しんなりしたら水気を絞る。 ② 柿はせん切りにする。 ③ Cを合わせ、①、②を和える。			
	［塩	0.2	小1/5				
	柿	25	100g				
	［砂　糖	2	大1弱				
	C 塩	0.3	小1/4				
	［米　酢	5	大1・1/3				
	［すりごま	1	大1/2	E 36kcal	P 0.5g	F 0.6g	塩 0.5g
清し汁	カットわかめ	0.5	2g				
	こねぎ	5	2～3本				
	だし汁	100	カ2				
	塩	0.5	小1/2弱				
	しょうゆ	0.5	小1/3	E 4kcal	P 0.5g	F 0.0g	塩 0.7g

小：小さじ　大：大さじ　カ：カップ　　　　1食分合計　E 542kcal　P 23.9g　F 15.0g　塩 3.1g

フライパンで簡単照り焼き

献立名	材料	1人分(g)	4人分	つくり方
ご飯	ご飯	150	600g	E 252kcal　P 3.8g　F 0.5g　塩 0.0g
鮭の 鍋照り焼き	鮭 小麦粉 A｛砂糖 　　しょうゆ 　　みりん サラダ油 ししとう	70 2 1 9 9 3 15	70g×4切 適宜 大1/2弱 大2 大2 大1弱 8本	① フライパンに油を熱し、ししとうは竹串で刺して穴をあけて炒め、取り出しておく。 ② 鮭に小麦粉をつけ、①のフライパンに油を足して両面をきつね色に焼き、九分どおり火をとおす。 ③ ②にAを加え、フライパンを動かしながら、鮭に汁をからめる。 ④ 器に③を盛り、①を添える。 E 165kcal　P 16.8g　F 5.9g　塩 1.4g
南瓜のサラダ	かぼちゃ ｛きゅうり 　塩 玉ねぎ マヨネーズ 塩 こしょう サラダ菜 ミニトマト	70 15 0.1 5 7 0.4 少々 5 10	280g 1/2本 小1/10 20g 大2 小1/3 少々 4枚 4個	① かぼちゃはわたと種を取り除き、蒸して1.5cm角に切る。 ② きゅうりは小口切りにして塩をふり、しんなりしたら水気を絞る。 ③ 玉ねぎは薄切りにし、水にさらして水気を絞る。 ④ ①、②、③を合わせ、マヨネーズで和えて、塩、こしょうで調味する。 ⑤ 器にサラダ菜を敷き、④を盛り、ミニトマトを飾る。 E 117kcal　P 1.6g　F 5.5g　塩 0.6g
キャベツの 柚香和え	｛キャベツ 　塩 青柚子 炒りごま	50 0.5 1.5 1	200g 小1/2弱 適宜 小1強	① キャベツはせん切りにして塩をふり、しんなりしたら軽く絞る。 ② 青柚子はおろし金でおろしてキャベツに加える。青柚子の汁と炒りごまを加えて、和える。 E 18kcal　P 0.9g　F 0.6g　塩 0.5g
味噌汁	かぶ かぶの葉 だし汁 味噌	30 5 100 7	2個 20g カ2 大1・1/2	E 21kcal　P 1.5g　F 0.4g　塩 1.0g

小:小さじ　大:大さじ　カ:カップ　　1食分合計　E 573kcal　P 24.6g　F 12.9g　塩 3.5g

肉が苦手な人にもおすすめのメンチ

献立名	材料	1人分(g)	4人分	つくり方
ご 飯	ご 飯	150	600g	E 252kcal　P 3.8g　F 0.5g　塩 0.0g
やわらか メンチカツ	鶏もも挽肉	25	100g	① 豆腐は、耐熱皿にキッチンペーパーをたたんで敷いた上に置き、電子レンジで1分加熱して水きりする。
	木綿豆腐	20	80g	② キャベツはあらいみじん切りにする。
	キャベツ	15	60g	③ 玉ねぎはみじん切りにして耐熱皿に入れ、油をかけ、ラップをして1分30秒〜2分加熱する。
	玉ねぎ	20	80g	④ ボウルに鶏挽肉と①を入れ、よく混ぜ合わせる。さらに②、③とAを加え混ぜ合わせる。
	サラダ油	0.5	小1/2	
	A 卵	7	1/2個	
	A パン粉	4	大4	
	A 塩	0.6	小1/2	
	A こしょう	少々	少々	⑤ Bを合わせて衣をつくる。
	B 小麦粉	5	大2・1/2	⑥ ④を小判形に形づくり、⑤、パン粉の順につけて170℃の油で揚げる。
	B 卵	6	1/2個	
	B 水	8	大2	⑦ 赤ピーマンはせん切りにして、バターで炒め、塩、こしょうで調味する。
	パン粉	6	適宜	
	揚げ油	適宜	適宜	⑧ レモンはくし形に切る。
	赤ピーマン	20	3個	⑨ 器に⑥を盛り、⑦、⑧を添える。
	バター	0.5	小1/2	
	塩	0.1	小1/10	
	こしょう	少々	少々	
	レモン	5	1/2個	E 219kcal　P 10.1g　F 13.0g　塩 0.9g
大根と あさりの 煮物	大 根	70	300g	① 大根は厚めのいちょう切りにする。
	あさり缶詰	25	100g	② あさりは身と汁を分けておく。
	絹さや	5	12枚	③ 絹さやは茹でてせん切りにする。
	C 砂糖	2	大1弱	④ 鍋にCと②の缶汁を入れ、①を加えて煮る。大根がやわらかくなったら②のあさりを加えて煮汁を煮きる。
	C 塩	0.3	小1/4	
	C しょうゆ	4	大1弱	
	C みりん	2	小1・1/3	⑤ ④を器に盛り、③を天盛にする。
	C だし汁	60	カ1・1/5	E 60kcal　P 6.0g　F 0.6g　塩 1.2g
もやしの カレー酢	もやし	30	120g	① もやしは根を取り除き、茹でて、ザルに広げる。
	しめじ	15	60g	② しめじは石づきを取り、ほぐしで茹でる。
	D 砂糖	2	大1弱	
	D 塩	0.3	小1/4	③ ①、②の水気を絞って、Dで和える。
	D 米酢	4	大1強	
	D カレー粉	0.2	小1/3	E 18kcal　P 1.1g　F 0.1g　塩 0.3g
味噌汁	小松菜	20	80g	
	だし汁	100	カ2	
	味 噌	7	大1・1/2	E 18kcal　P 1.5g　F 0.5g　塩 1.0g

小：小さじ　大：大さじ　カ：カップ　　1食分合計　E 567kcal　P 22.5g　F 14.7g　塩 3.4g

秋満載の食卓

献立名	材料	1人分(g)	4人分	つくり方
吹き寄せご飯	米 酒 塩 しょうゆ しめじ 栗 油揚げ 枝豆	73 5 0.3 2.4 20 30 5 5	2合 大1・1/3 小1/4 小1・2/3 1パック 中8個 2/3枚 20g	① 米は分量の水を加え、30分〜1時間おく。 ② しめじは石づきを取り、ほぐす。 ③ 栗は鬼皮と渋皮をむき、2〜3個に切る。 ④ 油揚げは熱湯をかけて油抜きし、せん切りにする。 ⑤ ①に酒、塩、しょうゆを入れて混ぜ、その上に②、③、④をのせて普通に炊きあげる。 ⑥ 炊きあがったら茹でた枝豆を加え、さっくり混ぜ合わせる。 E 347kcal　P 7.5g　F 3.0g　塩 0.6g
凍り豆腐の博多煮	凍り豆腐 鶏挽肉 干し椎茸 れんこん えび A｛塩 　　酒 人参 オクラ B｛砂糖 　　塩 　　しょうゆ 　　酒 　　だし汁 片栗粉 水	10 15 0.5 5 15 0.3 3 20 10 1.5 0.3 1 3 100 2 4	2枚 60g 1枚 20g 4尾 小1/4 大1 1/2本 4本 小2 小1/4 小2/3 大2/3 カ2 大1 大1	① 凍り豆腐は表示どおりにもどして半分に切り、さらに厚みを半分にする。 ② 干し椎茸はもどしてみじん切り、れんこんはすりおろす。 ③ 鶏挽肉、②を合わせ、よく混ぜ合わせて4等分する。 ④ オクラは塩でこすり、うぶ毛をとって茹でる。えびはAをふり酒蒸しにして殻を取る。 ⑤ ①に③をはさみ、輪切りにした人参とともにBで煮含める。 ⑥ 器に⑤、④を盛り合わせる。残りの煮汁に水溶き片栗粉でとろみをつけ、かける。 E 119kcal　P 11.5g　F 4.0g　塩 0.9g
柿と胡瓜のごま酢	柿 きゅうり 塩 きくらげ C｛炒りごま 　　砂糖 　　塩 　　米酢	20 40 0.4 1 3 1.2 0.5 6	小1個 中1・1/2本 小1/3 4g 大1・1/2 大1/2 小1/2 大1・1/2	① 柿は短冊に切る。 ② きゅうりは短冊に切って塩をふり、しんなりしたら水気を絞る。 ③ きくらげは熱湯にとおして石づきを取り、せん切りにする。 ④ ①、②、③をCで和える。 E 44kcal　P 1.2g　F 1.7g　塩 0.8g
ほうれん草の菊花和え	ほうれん草 黄菊 D｛しょうゆ 　　だし汁	50 5 3.5 10	200g 20g 大2/3強 大3弱	① ほうれん草は茹でて水にとり、水気を絞り、3cm長さに切る。 ② 黄菊は花びらを摘み、酢(分量外)を入れた湯で茹で、水にとって水気を絞り、ほぐしておく。 ③ ①、②をDで和える。 E 14kcal　P 1.4g　F 0.2g　塩 0.5g
清し汁	卵 みつば だし汁 塩 しょうゆ	25 5 100 0.6 0.5	2個 7〜8本 カ2 小1/2 小1/3	 E 40kcal　P 3.4g　F 2.6g　塩 0.9g

小:小さじ　大:大さじ　カ:カップ　　　1食分合計　E 564kcal　P 25.0g　F 11.5g　塩 3.7g

秋鯖の定番メニュー

献立名	材料	1人分(g)	4人分	つくり方
ご飯	ご飯	150	600g	E 252kcal　P 3.8g　F 0.5g　塩 0.0g
鯖の味噌煮	鯖	70	70g×4切	① しょうがは半量を薄切りにし、残りはせん切りにして水にさらし、針しょうがにする。 ② 鍋にAと①の薄切りしょうがを入れ、火にかけて煮立て、鯖の皮を上にして並べ、煮る。煮立ったらふたをして、弱火で12〜13分煮る。 ③ オクラは塩でもみ、うぶ毛をとって茹でる。 ④ 器に②を盛り、①の針しょうがを天盛りにし、③を添える。 E 183kcal　P 16.1g　F 9.0g　塩 1.2g
	しょうが	5	20g	
	A 味噌	9	大2	
	砂糖	3	大1·1/3	
	酒	7	大2弱	
	水	50	カ1	
	オクラ	15	小8本	
精進炒め	大根	40	160g	① 大根、人参、たけのこは短冊切り、椎茸は薄切りにする。 ② さやいんげんは茹でて3cm長さに切る。 ③ ぎんなんは湯通しする。 ④ 鍋に油を熱し、①を炒め、Bを加えて煮含める。 ⑤ 最後に②、③を加えて味を含ませ、水溶き片栗粉でとろみをつける。 E 73kcal　P 1.7g　F 3.3g　塩 1.0g
	人参	15	1/2本	
	茹でたけのこ	15	60g	
	生椎茸	10	4枚	
	さやいんげん	10	4本	
	茹でぎんなん	7	12粒	
	サラダ油	3	大1弱	
	B 砂糖	0.5	小2/3	
	塩	1	小4/5	
	しょうゆ	0.2	少々	
	酒	5	大1·1/3	
	だし汁	40	カ4/5	
	片栗粉	1	小1強	
	水	1.5	小1強	
かにと胡瓜の酢の物	かに缶	20	80g	① きゅうりは小口切りにして塩をふり、しんなりしたら水気を絞る。 ② かにと①をCで和える。 E 28kcal　P 3.7g　F 0.1g　塩 0.8g
	きゅうり	40	1·1/2本	
	塩	0.4	小1/3	
	C 砂糖	1.5	小2	
	塩	0.2	小1/5	
	米酢	5	大1·1/3	
清し汁	おぼろ昆布	2	8g	E 5kcal　P 0.5g　F 0.0g　塩 0.7g
	糸みつば	3	4〜5本	
	だし汁	100	カ2	
	塩	0.4	小1/3	
	しょうゆ	0.5	小1/3	

小：小さじ　大：大さじ　カ：カップ

1食分合計　E 541kcal　P 25.8g　F 12.9g　塩 3.7g

薄切り肉を野菜でボリュームアップ

献立名	材料	1人分(g)	4人分	つくり方
ご飯	ご飯	150	600g	E 252kcal　P 3.8g　F 0.5g　塩 0.0g
牛肉の野菜巻き	牛もも薄切り	60	240g	① 人参は肉の幅に合わせて5mm角の拍子木切りにし、茹でる。
	人参	15	1/2本	② さやいんげんは茹でて、①と同じ長さに切る。
	さやいんげん	15	6本	③ 牛肉を広げ、手前に①、②を市松に置いて巻き、片栗粉を薄くつける。
	片栗粉	2	大1	④ フライパンに油を熱し、③の巻き終わりを下にして入れ、ころがしながら焼く。火がとおったらAを加え、肉にからめる。
	A 砂糖	2.5	大1強	
	しょうゆ	7	大1·1/2	
	酒	5	大1·1/3	
	サラダ油	3	大1	⑤ ピーマンはせん切りにし、油で炒めて塩で調味する。
	ピーマン	30	4個	⑥ ④を3～4つに切って器に盛り、⑤を添える。
	サラダ油	0.5	小1/2	
	塩	0.2	小1/5	E 189kcal　P 13.6g　F 10.0g　塩 1.3g
じゃが芋の白煮	じゃが芋	75	3個	① じゃが芋は皮をむき、乱切りにして水に放す。
	冷凍グリンピース	8	30g	② 鍋にBを入れ、①の水気をきって加え、火にかけて煮る。
	B 砂糖	3.5	大1·1/2	③ 九分どおり煮えたらグリンピースを加え、煮汁がなくなるまで煮含める。
	塩	0.7	小1/2強	
	だし汁	50	カ1	E 79kcal　P 1.8g　F 0.1g　塩 0.8g
胡瓜の梅おかか和え	きゅうり	50	2本	① きゅうりは縦にまばらに皮をむき、まな板にのせ、手のひらでグッと押しつぶし、3～4cm長さに切る。
	C 練り梅	2.5	小2	② ①をCで和え、糸削りを加えて軽く混ぜる。
	しょうゆ	1.5	小1	③ 器に②を盛り、ごまをふる。
	みりん	3	小2	
	糸削り	1.2	5g	
	白炒りごま	0.7	小1弱	E 26kcal　P 1.7g　F 0.5g　塩 0.4g
味噌汁	小松菜	25	100g	
	油揚げ	3	1/3枚	
	だし汁	100	カ2	
	味噌	7	大1·1/2	E 31kcal　P 2.1g　F 1.5g　塩 1.0g

小：小さじ　大：大さじ　カ：カップ　　1食分合計　E 577kcal　P 23.0g　F 12.6g　塩 3.5g

れんこんのすりおろしを信田に詰めて

献立名	材料		1人分(g)	4人分	つくり方			
ご飯	ご飯		150	600g	E 252kcal	P 3.8g	F 0.5g	塩 0.0g
鰆の晩秋焼き	鰆		60	60g×4切	① 鰆に塩、酒をふりかけておく。			
	塩		0.2	小1/5	② Aに柚子皮の半量を合わせる。			
	酒		2.5	小2	③ ①をグリルで九分どおり焼き、②をのせてきれいな焦げ目がつくまで再び焼き、残りの柚子皮をちらす。			
	A	えのきたけ	10	40g				
		味付けマヨネーズ	4	大1強	④ ししとうは竹串で刺し、穴をあけて、フライパンで炒める。			
		片栗粉	0.5	小2/3	⑤ 器に③を盛り、手前に④を添える。			
	柚子皮のみじん切り		0.3	小1				
	ししとう		15	8本				
	サラダ油		1	小1	E 156kcal	P 12.8g	F 9.9g	塩 0.8g
れんこん入り信田と野菜の炊き合わせ	油揚げ		10	小2枚	① れんこんは皮をむき、水につけてアクぬきしてから、すりおろす。			
	れんこん		20	80g				
	鶏挽肉		10	40g	② えのきたけは根元を切り落とし、細かく切る。			
	えのきたけ		15	60g				
	B	パン粉	1	大1・1/3	③ ボウルに鶏挽肉と①、②、Bを入れ、よく混ぜて4等分する。			
		しょうゆ	0.3	少々	④ 油揚げは半分に切って袋に開き、熱湯で油抜きをし、③を詰めて楊枝でとめる。			
		酒	5	大1・1/3				
	C	砂糖	3	大1・1/3	⑤ 鍋にCを煮立て、輪切りにした人参と④を煮含める。			
		しょうゆ	6	大1・1/3				
		酒	5	大1・1/3	⑥ 春菊は茹でて水気を絞り、約3cmに切り、⑤の煮汁に浸して味を含ませる。			
		だし汁	80	カ1・1/2				
	人参		20	1/2本	⑦ ⑤の信田煮を半分に切って器に盛り、人参、春菊を盛り合わせる。			
	春菊		40	160g	E 115kcal	P 6.5g	F 4.0g	塩 1.1g
かぶのアチャラ	かぶ		40	2個	① かぶはいちょう切りにし、塩をふり、しんなりしたら水気を絞る。			
	塩		0.4	小1/3				
	D	砂糖	0.5	小2/3	② Dを合わせて①を和える。			
		みりん	2	大1/2弱				
		米酢	7	大2弱				
		鷹の爪	少々	少々	E 18kcal	P 0.3g	F 0.0g	塩 0.4g
味噌汁	かぶの葉		10	40g				
	カットわかめ		0.5	2g				
	だし汁		100	カ2				
	味噌		7	大1・1/2	E 18kcal	P 1.5g	F 0.5g	塩 1.1g

小：小さじ　大：大さじ　カ：カップ

1食分合計　E 559kcal　P 24.9g　F 14.9g　塩 3.4g

秋のデザート

料理名	材料	1人分(g)	10人分	つくり方
ひとくち おはぎ	⎡もち米 ⎣水 こし餡	7 13 20	70g 130g 200g	① もち米は洗って、耐熱容器に入れ、分量の水を加え、30分以上浸水する。 ② 餡は10等分して、まるめる。 ③ ①にラップをかけて、電子レンジで9～10分加熱し、5分蒸らす。 ④ ③を10等分し、まるめる。 ⑤ 手のひらにラップを敷いて、②の1つをのせて広げ、④の1つをのせて②で包み込み、おはぎの形にととのえる。 E 74kcal　P 1.5g　F 0.2g　塩 0.0g

料理名	材料	1人分(g)	5人分	つくり方
さつま芋入り 蒸し羊羹	A ⎡茹で小豆缶 ⎢そば粉 ⎣牛 乳 さつま芋	20 3 5 12	100g(1/2缶) 大2 大1・1/2 60g	① さつま芋は7mm角のサイコロに切り、水にさらす。 ② Aを合わせ、①を加える。 ③ ラップを広げて②を置き、棒状に包み、電子レンジで3～4分加熱する。 ④ ③を巻きすの裏側で巻き、あら熱がとれるまでおいて、5等分する。 E 74kcal　P 1.5g　F 0.4g　塩 0.0g

料理名	材料	1人分(g)	4人分	つくり方
スイート ポテト	さつま芋 バター 牛 乳 ⎡砂 糖 ⎣シナモン	30 1 3 3 0.5	120g 小1 小2・1/2 大1・1/3 大2/3	① さつま芋は蒸す。またはラップに包み、電子レンジで5～6分加熱する（途中で一度上下をかえす）。 ② ①の皮をむいてボウルに入れ、バターを加えて混ぜながらつぶし、牛乳を入れさらに混ぜ、芋型にまとめる。 ③ 砂糖とシナモンを混ぜ合わせ、②の表面にまぶす。 E 62kcal　P 0.5g　F 1.0g　塩 0.0g

料理名	材料	1人分(g)	4人分	つくり方
むらさき芋の 茶巾絞り	⎡むらさき芋 ⎣米 酢 紅あづま 砂 糖	20 少々 20 8	80g 少々 80g 大3・1/2	① むらさき芋は皮をむき、1cm厚さの輪切りにし、酢を加えた湯で茹でて、水気をきる。熱いうちに裏ごしし、砂糖の半量を加えて混ぜ合わせ、4等分する。 ② 紅あづまも同様につくり4等分する。ただし、紅あづまを茹でるときは酢を加えない。 ③ ラップに①の1つをのせて少し広げ、中央に②の1つをのせ、茶巾絞りにする。 E 84kcal　P 0.5g　F 0.1g　塩 0.0g

小：小さじ　大：大さじ　カ：カップ

料理名	材料	1人分	4人分	つくり方
栗茶巾	茹で小豆缶 そば粉 牛乳 栗甘露煮	20 4 7.5 8	80g 大2 大2 2個	① 茹で小豆、そば粉、牛乳を混ぜ合わせる。 ② 耐熱皿に入れ、ラップを軽くかけて、電子レンジで2〜3分加熱する。 ③ 4等分してラップにとり、栗をおいて茶巾に絞る。 E 82kcal　P 1.8g　F 0.5g　塩 0.0g

料理名	材料	1人分	4人分	つくり方
りんごの コンポート ワインソース	りんご A｛赤ワイン 　 砂糖 　 水 ｛片栗粉 ｛水 ミント	70 7.5 6 4 0.5 3 適宜	小2個 大2 大2・2/3 大1 小2/3 小2/3 適宜	① りんごは皮をむき、芯を除いてくし形に切り、耐熱皿に並べ、電子レンジで6分加熱する。 ② 鍋にAを入れ、煮立ったら水溶き片栗粉でとろみをつけて、ワインソースをつくる。 ③ ①、②を冷やして器に盛り、ミントを添える。 E 68kcal　P 0.2g　F 0.1g　塩 0.0g

料理名	材料	1人分	12人分	つくり方
かぼちゃ羹	｛かぼちゃ ｛砂糖 ｛片栗粉 ｛粉寒天 ｛水 小豆缶詰	30 6 0.5 0.5 17 20	400g 70g 小2 1・1/2袋 カ1 小1缶	① かぼちゃは種とワタをとり除き、蒸してから皮を包丁で削りとり、砂糖、片栗粉を加えて軽く混ぜておく。 ② 水に粉寒天をふり入れて火にかけ、鍋底をかき混ぜながら煮溶かし、1〜2分煮立てる。 ③ ①、②をフードプロセッサーにかけてから、再び鍋に移して火をとおす。 ④ あら熱をとり、小豆を加えて軽く混ぜ、水でぬらした流し缶に流し入れ、冷蔵庫で冷やし固める。 E 91kcal　P 1.4g　F 0.2g　塩 0.0g

料理名	材料	1人分	5人分	つくり方
コーヒー ゼリー	インスタント 　 コーヒー ゼラチン 熱湯 A｛砂糖 　 水 ｛生クリーム ｛砂糖	1.6 2 80 8 5 5 1	大1 10g（2袋） カ2 大4・1/2 大2弱 大1・2/3 大1/2	① ボウルに熱湯を入れ、ゼラチンをかき混ぜながらふり入れて溶かす。溶けたらインスタントコーヒーをふり入れて溶かす。 ② あら熱をとり、ゼリー型5個に流し入れ、冷蔵庫で冷やし固める。 ③ Aを合わせ、スプーンでかき混ぜながら、砂糖を完全に溶かして「みつ」をつくる。 ④ 生クリームは泡立て、砂糖を加える。 ⑤ 器にコーヒーゼリーをおき、みつをまわし入れ、上に泡立てた生クリームを飾る。 E 68kcal　P 2.1g　F 2.3g　塩 0.0g

小：小さじ　大：大さじ　カ：カップ

冬の献立

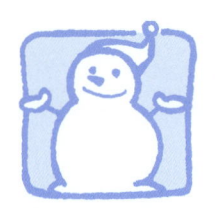

新しい年を祝って彩りも美しく

献立名	材料	1人分(g)	4人分	つくり方
祝いご飯	米	70	2合弱	① 洗った米に黒米と塩を加えて1時間浸水する。
	黒米	3	小2	② 酢を加え、炊飯する。
	塩	0.2	小1/5	
	米酢	1.2	小1	E 260kcal　P 4.5g　F 0.7g　塩 0.2g
金目鯛のさらさ蒸し	金目鯛	60	60g×4切	① 金目鯛に塩と酒をふる。
	塩	0.6	小1/2	② 人参は3cmのせん切り、椎茸は軸を取って薄切り、長ねぎは3cm長さに切って芯を取り除き、縦に細く切る。
	酒	2.5	小2	③ 絹さやはラップに包んで電子レンジにかけ、せん切りにする。
	人参	5	20g	④ 昆布は少量の水につけてもどす。
	生椎茸	10	4枚	⑤ バットに④を敷き、①を並べ、②をちらす。
	長ねぎ	10	1本	⑥ 蒸気のあがった蒸し器に⑤を入れ、強火で5～6分蒸す。
	絹さや	2	6枚	⑦ Aを合わせ、⑥にまんべんなくまわしかけ、さらに2～3分蒸す。
	昆布	少々	少々	⑧ 器に盛り、蒸し汁をかけて③を飾る。
	A だし汁	15	大4	
	A しょうゆ	3	小2	
	A みりん	3	小2	E 116kcal　P 11.4g　F 5.5g　塩 1.1g
福袋	ごぼう	5	20g	① 油揚げは半分に切り、はがして袋にし、熱湯をかけて油抜きする。
	しらたき	10	40g	② かんぴょうは塩でもみ、水でもどす。
	干し椎茸	1	1枚	③ ごぼうはささがきにして水に放し、茹でる。
	人参	5	20g	④ しらたきはアク抜きをして約3cmの長さに切る。
	鶏挽肉	15	60g	⑤ 干し椎茸はもどして、薄切りにする。
	B 酒	1	小1弱	⑥ 人参は3cm長さのせん切りにする。
	B しょうゆ	1	小2/3	⑦ ③～⑥と鶏挽肉を合わせ、Bを加えて混ぜ合わせる。
	かんぴょう	1	4g	⑧ ⑦を①に詰め、②で口を結ぶ。
	油揚げ	15	2枚	⑨ Cを合わせ、⑧を煮る。
	C 砂糖	4	大1·2/3	⑩ ブロッコリーは茹でる。
	C しょうゆ	6	大1·1/3	⑪ 器に⑨を盛り、⑩を添える。
	C みりん	1	小2/3	
	C だし汁	50	カ1	
	ブロッコリー	15	60g	E 122kcal　P 7.7g　F 6.3g　塩 1.1g
長芋の磯和え	長芋	30	120g	① 長芋は皮をむき、5cm長さのせん切りにする。
	D 砂糖	1.5	小2	② Dを合わせ、①を和える。
	D 塩	0.2	小1/5	③ ②を器に盛り、きざみ海苔を飾る。
	D 米酢	4	大1強	
	きざみ海苔	0.1	1/4枚	E 27kcal　P 0.7g　F 0.1g　塩 0.2g
清し汁	えび	10	4尾	
	みつば	3	12g	
	柚子皮	1	4g	
	だし汁	100	カ2	
	塩	0.6	小1/2	
	しょうゆ	0.5	小1/3	E 10kcal　P 2.1g　F 0.1g　塩 0.7g

小：小さじ　大：大さじ　カ：カップ　　1食分合計　E 535kcal　P 26.4g　F 12.7g　塩 3.3g

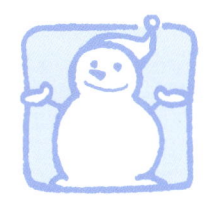

かきはやっぱりフライがおいしい

献立名	材料	1人分(g)	4人分	つくり方
ご飯	ご飯	150 (g)	600g	E 252kcal　P 3.8g　F 0.5g　塩 0.0g
かきフライ	⌈かき	60	12個	① かきはザルに入れ、塩水でふり洗いし、水気をふき取り、塩、こしょうをふる。
	｜塩	0.1	小1/10	② ①に小麦粉、溶き卵、パン粉の順に衣を付ける。
	⌊こしょう	少々	少々	③ 揚げ油を170℃に熱し、②を入れ、きつね色になる程度にカラッと揚げる。
	小麦粉	3	適宜	④ キャベツはせん切り、トマト、レモンはくし形に切る。
	卵	12	1個	⑤ ブロッコリーは小房に分けて茹でる。
	パン粉	6	適宜	⑥ 器に④、⑤を盛り、手前に③を盛り、ソースを添える。
	揚げ油	適宜	適宜	
	キャベツ	40	160g	
	トマト	30	1個	
	ブロッコリー	30	120g	
	レモン	3	1/2個	
	中濃ソース	3	大2弱	E 182kcal　P 8.6g　F 9.8g　塩 1.2g
炒り豆腐	木綿豆腐	50	2/3丁	① 豆腐は耐熱皿にキッチンペーパーを敷いてのせ、電子レンジで2分加熱して、水気をきる。
	人参	10	40g	② 人参はせん切りにし、きくらげは水で戻して、石づきを取り、水気をきって、せん切りにする。
	きくらげ	0.5	2g	
	玉ねぎ	10	40g	
	卵	20	1・1/2個	
	サラダ油	1	小1	③ 玉ねぎはあらみじんに切る。
	⌈砂糖	1.5	小2	④ 絹さやは茹でて、せん切りにする。
	A｜塩	0.5	小1/2弱	⑤ 鍋に油を熱し、②、③を炒め、①をほぐして加え、Aで調味する。
	⌊しょうゆ	0.7	小1/2	⑥ 最後に溶き卵を加えて混ぜ合わせ、おろし際に④を加える。
	絹さや	5	12枚	E 92kcal　P 6.2g　F 5.2g　塩 0.7g
れんこんのゆかり和え	れんこん	25	100g	① れんこんは薄いいちょう切りにし、酢(分量外)を加えた湯で茹でて、水気をきる。
	黄菊	5	20g	② 黄菊は花びらをつみ、酢(分量外)を加えた湯で茹で、水にとって水気を絞り、ほぐす。
	⌈米酢	5	大1・1/3	
	B⌊ゆかり	0.5	2g	③ ①をBで和える。
				④ 器に③を盛り、②を天盛りにする。
				E 21kcal　P 0.6g　F 0.0g　塩 0.5g
味噌汁	焼き麩	5	20g	
	小松菜	20	80g	
	だし汁	100	カ2	
	味噌	7	大1・1/2	E 38kcal　P 3.0g　F 0.6g　塩 1.0g

小：小さじ　大：大さじ　カ：カップ　　1食分合計　E 585kcal　P 22.2g　F 16.1g　塩 3.4g

やさしい味の蒸し物には味のしっかりした副菜をプラスして

献立名	材料		1人分(g)	4人分	つくり方
ご飯	ご飯		150	600g	E 252kcal　P 3.8g　F 0.5g　塩 0.0g
鰆の吹き寄せ蒸し	⎡鰆 ⎣塩		70 0.7	70g×4切 小1/2強	① 鰆は塩をふる。 ② 人参、茹でたけのこはいちょう切りにする。 ③ しめじは石づきを取り、ほぐす。 ④ さつま芋はいちょう切りにして水にさらす。 ⑤ 糸みつばは2〜3cmに切る。 ⑥ 器に①をおき、②、③、④を色どりよくちらす。 ⑦ 蒸気の上がった蒸し器に器ごと入れ、約15分蒸す。 ⑧ 鍋にAを入れ、火にかけて、かき混ぜながら火をとおし、最後にしょうが汁を加えて銀あんをつくる。 ⑨ ⑦に⑧をかけ、⑤をちらす。 E 147kcal　P 15.5g　F 6.9g　塩 1.3g
	人参		5	20g	
	茹でたけのこ		20	80g	
	しめじ		15	60g	
	さつま芋		5	20g	
	糸みつば		3	4〜5本	
	銀あん				
	A	塩	0.2	小1/5	
		しょうゆ	1.5	小1	
		だし汁	60	カ1・1/4	
		片栗粉	1	小1強	
	しょうが汁		1	小1	
れんこんのつくね煮	れんこん		60	240g	① れんこんは皮をむいてすりおろし、片栗粉を混ぜ、丸形にして油で揚げる。 ② さやいんげんは、色よく茹でて、3cmの長さに切る。 ③ 鍋にBを煮立て、①を入れて煮含める。 ④ 器に③を盛り、②を添える。 E 112kcal　P 1.7g　F 5.1g　塩 0.5g
	片栗粉		3	大1・1/2	
	揚げ油		適宜	適宜	
	B	砂糖	1	大1/2弱	
		しょうゆ	3	小2	
		みりん	3	小2	
		だし汁	50	カ1	
	さやいんげん		10	4本	
白菜の柚子こしょう和え	⎡白菜 ⎣塩		60 0.6	240g 小1/2	① 白菜は縦半分にし、せん切りにして塩で軽くもみ、水気を絞る。 ② ①を柚子こしょうで和える。 E 13kcal　P 0.7g　F 0.2g　塩 0.6g
	柚子こしょう		0.5	小1/2	
味噌汁	小松菜		40	160g	
	だし汁		100	カ2	
	味噌		7	大1・1/2	E 21kcal　P 1.8g　F 0.5g　塩 1.0g

小：小さじ　大：大さじ　カ：カップ　　　1食分合計　E 545kcal　P 23.5g　F 13.2g　塩 3.4g

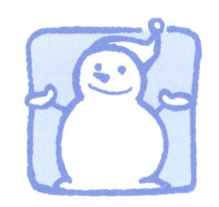

副菜は、ふっくら炊いた長芋料理

献立名	材料	1人分(g)	4人分	つくり方
ご飯	ご飯	150	600g	E 252kcal　P 3.8g　F 0.5g　塩 0.0g
ロールキャベツ	キャベツ	80	大4枚	① キャベツは茹でてザルにとって冷まし、芯をそぐ。
	合挽肉	30	120g	② 玉ねぎはみじん切りにする。
	玉ねぎ	15	60g	③ パン粉に牛乳を入れてしとらせる。
	⎡パン粉	1	大1	④ ボウルに合挽肉、②、③、Aを合わせ、よく混ぜて、4等分する。
	⎣牛乳	3	大1弱	
	A ⎡卵	3	1/4個	⑤ ①の1枚を広げ、④の1つ分をのせてきっちり包む。同様にあと3つつくる。
	｜塩	0.3	小1/4	
	｜こしょう	少々	少々	⑥ 平鍋に⑤を並べ、Bを入れてふたをして火にかける。煮立ったら火を弱め、20〜30分煮込む。
	⎣ナツメグ	少々	少々	
	B ⎡固形コンソメ	0.5	1/2個	⑦ バターと小麦粉を練り合わせて、⑥に加え、とろみをつけて味をととのえる。
	｜トマトケチャップ	15	大3・1/3	
	⎣水	40	カ4/5	⑧ 器に⑦を盛り、茹でたブロッコリーを添える。
	⎡バター	2	小2	
	⎣小麦粉	1	小1強	
	ブロッコリー	20	80g	E 145kcal　P 8.7g　F 7.0g　塩 1.1g
えびと長芋の炊き合わせ	長芋	60	240g	① 長芋は厚めの輪切りにし、Cで煮含める。
	C ⎡砂糖	3	大1・1/3	② えびは背わたをとり、酒蒸しして、殻をむく。
	｜塩	0.3	小1/4	
	⎣だし汁	40	カ4/5	③ 器に①、②を盛り合わせる。
	⎡えび	20	4本	
	⎣酒	5	大1・1/3	E 73kcal　P 5.1g　F 0.2g　塩 0.4g
人参の真砂和え	人参	20	1/2本	① 人参は約3cmのせん切りにする。
	しらたき	20	80g	② みず菜は3cmに切る。
	みず菜	10	40g	③ しらたきは湯どおしし、ざく切りにする。
	⎡たらこ	15	60g	④ たらこは薄皮を取り除き、酒と合わせる。
	⎣酒	5	大1・1/3	⑤ 鍋にサラダ油を熱し、①、③を炒め、人参がやわらかくなったら④を入れてまぶし、しょうゆと②を加え、ひと混ぜして火からおろす。
	サラダ油	2	小2	
	しょうゆ	0.5	小1/3	
				E 56kcal　P 4.1g　F 2.7g　塩 0.8g
味噌汁	カットわかめ	1	4g	
	こねぎ	5	3〜4本	
	だし汁	100	カ2	
	味噌	7	大1・1/2	E 18kcal　P 1.4g　F 0.5g　塩 1.2g

小：小さじ　大：大さじ　カ：カップ　　1食分合計　E 544kcal　P 23.1g　F 10.9g　塩 3.5g

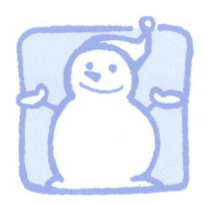

ごまの風味が食欲をそそります

献立名	材料		1人分(g)	4人分	つくり方
ご飯	ご飯		150	600g	E 252kcal　P 3.8g　F 0.5g　塩 0.0g
かじき鮪のごま風味揚げ	めかじき		60	60g×4切	① めかじきは7mm厚さで一口大のそぎ切りにし、Aをふり、しばらくおく。 ② Bを混ぜ、衣をつくる。 ③ ①の水気をふきとり、片栗粉をまぶし、②と合わせる。 ④ 170℃の油でカラッと揚げる。 ⑤ きゅうり、人参は斜めのせん切りにし、水に放ってパリッとさせ、水気をきる。 ⑥ レモンは縦4つ割りにする。 ⑦ 器に④、⑤、レタスを盛り、⑥を添える。
	A	塩	0.6	小 1/2	
		酒	3	大 2/3	
	片栗粉		0.2	小 1/4	
	B	卵	10	1個	
		水	7	大 2	
		片栗粉	2	大 1	
		小麦粉	6	大 3	
		ベーキングパウダー	1	小 1強	
		ごま	1	小 1強	
		塩	0.2	小 1/5	
	揚げ油		適宜	適宜	
	きゅうり		10	1/2本	
	人参		5	20g	
	レタス		10	40g	
	レモン		5	1/2個	E 205kcal　P 13.2g　F 11.8g　塩 1.1g
春菊としめじの煮浸し	しめじ		40	2パック	① しめじは石づきを取り、ほぐす。 ② ①をCで蒸し煮にする。 ③ 春菊は茹でて水気を絞り、4cm長さに切る。 ④ 菊は、花びらはをつみ、酢（分量外）を加えた湯で茹でる。 ⑤ 柚子の皮はせん切りにする。 ⑥ ②、③、④を混ぜ合わせる。 ⑦ 器に盛り、⑤をちらす。
	C	しょうゆ	4	大 1弱	
		酒	2	大 1/2	
	春菊		20	80g	
	菊花びら		5	20g	
	柚子皮		0.2	少々	E 18kcal　P 1.9g　F 0.3g　塩 0.6g
りんごとキウイフルーツのみぞれ和え	りんご		20	1/2個	① りんごは皮つきのまま8つ割りにして芯を取り、いちょう切りにして塩水にくぐらせる。 ② キウイフルーツは皮をむき、①と同じように切る。 ③ 大根はすり下ろし、水気を少しきる。 ④ 大根の葉はサッと茹でて刻む。 ⑤ ③にDを加え、①、②、④を和える。
	キウイフルーツ		10	1/2個	
	大根		50	200g	
	D	砂糖	1.5	小 2	
		塩	0.3	小 1/4	
		米酢	5	大 1・1/3	
	大根の葉		2	10g	E 34kcal　P 0.4g　F 0.1g　塩 0.3g
うぐいす椀	グリンピース(冷凍)		25	100g	① 冷凍グリンピースは熱湯にとおす。 ② 豆腐は人数分に切り分け、湯に浸して温める。 ③ ①とだし汁1カップをミキサーに2分かけ、残りのだし汁も加え、こす。 ④ 鍋に味噌を入れ、③でのばし、火にかけ静かにかき混ぜまがら約5分煮て味をととのえる。 ⑤ 汁椀に豆腐を入れ、④を注ぎ、溶き辛子を添える。
	絹ごし豆腐		40	1/2丁	
	だし汁		100	カ 2	
	白甘味噌		12	大 2・2/3	
	溶き辛子		0.2	1g	E 76kcal　P 4.8g　F 1.8g　塩 0.9g

小：小さじ　大：大さじ　カ：カップ　　　1食分合計　E 585kcal　P 24.1g　F 14.5g　塩 2.9g

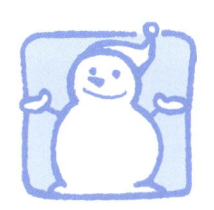

サケの缶詰が大変身！

献立名	材料		1人分(g)	4人分	つくり方			
ご 飯	ご飯		150	600g	E 252kcal	P 3.8g	F 0.5g	塩 0.0g
サーモンローフ・オーロラソース添え	鮭水煮缶		23	大1/2缶	① 鮭は皮をとり、あらくほぐす。玉ねぎはみじん切りにする。			
	玉ねぎ		15	60g				
	A	スキムミルク	5	20g	② ボウルに①とAを入れ、よく混ぜ合わせ、卵を加え、さらに混ぜ合わせる。			
		溶かしバター	4	大1・1/4				
		パン粉	4	大5強	③ パウンド型の内側にクッキングシートを敷き、②を流し入れて、200℃のオーブンで5分、その後180℃で30～40分焼く。さめてから切る。			
		水	10	力1/5				
		パプリカ	少々	少々				
		こしょう	少々	少々	④ さやいんげんは茹でて3cm長さに切る。人参は7mm角の3cm長さに切って茹でる。			
	卵		10	1個				
	B	マヨネーズ	4	大1強	⑤ ④を油で炒め、塩、こしょうで調味する。			
		トマトケチャップ	5	大1強	⑥ Bを合わせてオーロラソースをつくる。			
		レモン汁	3	1/4個	⑦ 器に⑥を敷いて、③を盛り、⑤を添える。			
	さやいんげん		25	100g	※サーモンローフは4人分でパウンド型1/2の分量です。			
	人参		20	1/2本				
	サラダ油		0.5	小1/2				
	塩		0.3	小1/4				
	こしょう		少々	少々	E 172kcal	P 9.2g	F 10.0g	塩 0.9g
大根と牛挽肉の味噌炒め煮	大根		50	200g	① 干し椎茸はぬるま湯でもどし、みじん切りにする。			
	C	だし汁	50	力1				
		塩	0.1	小1/10	② 大根は1cm角、3cm長さの拍子切りにする。			
		しょうゆ	1.5	小1				
	牛挽肉		20	80g	③ 長ねぎはみじん切りにする。			
	干し椎茸		1	4枚	④ 絹さやは茹でて斜めにせん切りにする。			
	長ねぎ		10	1本	⑤ 大根をCで煮含めて下味をつける。			
	サラダ油		1	小1	⑥ 別の鍋に油を熱し、①、③を炒め、挽肉を加えてさらに炒め、Dを加えてそぼろ味噌をつくる。			
	D	味噌	8	大1・2/3				
		砂糖	3	大1・1/3				
		みりん	1.5	小1	⑦ ⑤の鍋に⑥を加えて煮含める。			
		椎茸もどし汁	8	大2強	⑧ 器に盛り、④を天盛りにする。			
	絹さや		5	12枚	E 95kcal	P 6.0g	F 3.7g	塩 1.4g
カリフラワーのピクルス	カリフラワー		40	160g	① カリフラワーは小房に分けて、茹でる。			
	パプリカ		10	40g	② パプリカは半分にし、種を取って薄切りにする。			
	D	塩	0.2	小1/5				
		みりん	4	大1弱	③ ①、②をDに漬ける。			
		米酢	4	大1強				
		こしょう	少々	少々	E 25kcal	P 1.3g	F 0.1g	塩 0.2g
清し汁	卵豆腐		30	120g				
	オクラ		3	2本				
	だし汁		100	力2				
	塩		0.6	小1/2				
	しょうゆ		0.5	小1/3	E 29kcal	P 2.5g	F 1.5g	塩 0.5g
小:小さじ 大:大さじ 力:カップ				1食分合計	E 573kcal	P 22.8g	F 15.8g	塩 3.0g

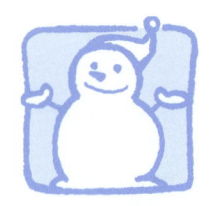

お正月を祝う華やかな献立

献立名	材料	1人分(g)	4人分	つくり方
ちらし寿司	米	73	2合	① 米は炊く30分前に洗ってザルにあげておき、通常の水加減より控えめにし、昆布をのせて炊く。 ② 飯台にご飯をとり、Aをまわしかけ、切るように混ぜて、すし飯をつくる。 ③ かんぴょう、干し椎茸はそれぞれもどし、Bでやわらかく煮含めて、みじん切りにする。人参はみじん切りにし、ラップをかけて電子レンジで1分加熱する。 ④ れんこんは花形にむいて薄切りにするか、薄めのいちょう切りにして、Cで煮る。 ⑤ 卵に砂糖を加え、薄焼きにして錦糸卵をつくる。絹さやは茹でてせん切りにする。 ⑥ シーチキンのそぼろをつくる。シーチキンの汁をきって、鍋に入れ、火にかけ、弱火で数本の箸でふんわりするまでかき混ぜてそぼろ状にする。砂糖と水溶きの食紅を加え、薄桃色に色づけし、さらにふわっとさせる（焦げるのが心配なら湯煎にかけてもよい）。 ⑦ すし飯に③を入れて混ぜる。 ⑧ 器に⑦を盛り、④、⑤、⑥を彩りよくのせ、中央にあなごをのせる。
	昆布	少々	5cm	
	A 米酢	7.5	大2	
	砂糖	1.5	小2	
	塩	0.5	小1/2弱	
	かんぴょう	1.5	6g	
	干し椎茸	1	4枚	
	B 砂糖	2	大1弱	
	しょうゆ	2	小1・1/3	
	だし汁	50	カ1	
	人参	10	40g	
	あなご蒲焼き(きざみ)	15	60g	
	れんこん	10	40g	
	C 砂糖	1	大1/2弱	
	塩	0.1	小1/10	
	米酢	2	大1/2	
	だし汁	5	大2弱	
	卵	15	大1個	
	砂糖	1.5	小2	
	サラダ油	0.5	小1/2	
	シーチキン缶詰	15	60g	
	砂糖	1.5	小2	
	食紅	微量	微量	
	絹さや	8	30g	E 415kcal　P 12.8g　F 7.9g　塩 1.4g
鶏ささ身のうに焼き	鶏ささ身	35	小4本	① 鶏ささ身は1本を3枚のそぎ切りにし、たたいて少しのばす。 ② 練りうにと卵黄は合わせておく。 ③ 鶏ささ身に片栗粉を軽くまぶし、フライパンに油を熱してささ身を約3分焼き、返して約1分焼いて②をのせ、ふたをして、さらに約2分焼く。 E 82kcal　P 9.5g　F 3.5g　塩 0.5g
	片栗粉	1	小1強	
	サラダ油	2	小2	
	練りうに	7	大2	
	卵黄	3	小1個	
若竹ほうれん草	ほうれん草	70	280g	① ほうれん草は茹でて水にとり、水気をしっかり絞り、2つに分けておく。 ② 黄菊は酢(分量外)を加えた湯で茹でて水にとり、水気をきって、白すりごま、しょうゆと合わせる。 ③ 海苔を横半分に切る。 ④ 巻きすの上にラップをのせて海苔をおき、ほうれん草の1つ分を茎と葉を交互に並べ、中心に②の半量をのせ、それを芯にして、海苔巻きの要領で巻く。長さ3等分に切ってから、それぞれを斜め半分に切り、若竹ほうれん草をつくる。 ⑤ 器に③を盛り、④を盛り合わせる。 E 30kcal　P 2.4g　F 1.4g　塩 0.3g
	黄菊	5	20g	
	白すりごま	2	大1	
	しょうゆ	2	小1・1/3	
	焼き海苔	0.5	1枚	
長芋の翁和え	長芋	40	160g	① くこの実はぬるま湯につけてもどす。 ② 長芋は5cm長さの短冊に切り、昆布茶で和える。 ③ 器に②を盛り、①とかいわれ大根をちらす。 E 27kcal　P 1.0g　F 0.1g　塩 0.5g
	昆布茶	1	小1・1/2	
	くこの実	0.3	12粒	
	かいわれ大根	1	少々	
味噌汁	かぶ	20	1個	
	かぶの葉	10	40g	
	だし汁	100	カ2	
	味噌	7	大1・1/2	E 22kcal　P 1.5g　F 0.5g　塩 1.0g

小：小さじ　大：大さじ　カ：カップ　　1食分合計　E 576kcal　P 27.2g　F 13.4g　塩 3.7g

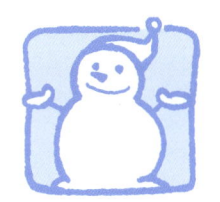

冬の定番ぶり料理と簡単白和え

献立名	材料	1人分(g)	4人分	つくり方
ご飯	ご飯	150	600g	E 252kcal　P 3.8g　F 0.5g　塩 0.0g
ぶりの照り焼き	ぶり	60	60g×4切	① ぶりは、しょうゆ、みりん、しょうがの薄切りを合わせた中に約30分漬けておく。 ② グリルの焼き網を熱し、汁気をきった①を焼く。 ③ ①の漬け汁を煮つめ、②にはけで塗って照りをつける。 ④ 大根はすりおろす。 ⑤ 器に③を盛り、④の水気を軽くきって手前に添える。 E 172kcal　P 12.5g　F 9.8g　塩 1.1g
	しょうゆ	7	大1・1/2	
	みりん	7	大1・1/2	
	しょうが	1	4g	
	大根	50	200g	
春菊の白和え	春菊	40	160g	① 春菊は茹でて水気を絞り、2cm長さに切り、しょうゆをまぶしておく。 ② 人参はせん切りにしてラップに包み、電子レンジで40〜50秒加熱する。 ③ 豆腐は、耐熱皿にペーパータオルをたたんで敷いた上にのせ、電子レンジで1〜2分加熱して水気をきる。 ④ ボウルに③を入れ、泡立て器でつぶし、Aを加えてよく混ぜ合わせ、①と②を軽く絞って加え、和える。 E 77kcal　P 4.6g　F 3.5g　塩 0.7g
	しょうゆ	1	小2/3	
	人参	5	20g	
	絹ごし豆腐	50	2/3丁	
A	砂糖	3	大1・1/3	
	味噌	4	大1弱	
	練りごま	3	大1弱	
れんこんの梅風味	れんこん	30	120g	① れんこんは薄いちょう切りにし、酢（分量外）を加えた湯で茹でて、水気をきり、Bで和える。 E 26kcal　P 0.9g　F 0.0g　塩 0.4g
B	しょうゆ	1.5	小1	
	みりん	1.5	小1	
	練り梅	2	大1/2	
	糸削り	0.2	1g	
味噌汁	玉ねぎ	40	1個	E 31kcal　P 1.7g　F 0.4g　塩 1.1g
	カットわかめ	0.5	2g	
	だし汁	100	カ2	
	味噌	7	大1・1/2	

小：小さじ　大：大さじ　カ：カップ　　1食分合計　E 558kcal　P 23.5g　F 14.2g　塩 3.3g

卵と挽肉のコンビが可愛い

献立名	材料		1人分(g)	4人分	つくり方			
ご飯	ご飯		150	600g	E 252kcal	P 3.8g	F 0.5g	塩 0.0g
スコッチエッグ	卵		35	3個	① 卵は茹でて、殻をむいておく。			
	小麦粉		1	小1強	② 玉ねぎはみじん切りにする。			
	牛赤身挽肉		15	60g	③ 挽肉にAを混ぜ、よく練り、3つに分ける。卵に小麦粉をまぶし、練った肉で包み込み丸くする。			
	豚赤身挽肉		20	80g				
	A	玉ねぎ	20	80g				
		パン粉	3	大3	④ Bをあわせて衣をつくり、③につけ、パン粉をまぶす。			
		卵	5	小1/2個	⑤ 油を160℃に熱し、④を入れ、回しながら3～4分揚げる（竹串を刺して赤い汁が出なければ、火がとおっている）。1つを1/4に切る（1人3切）。			
		塩	0.3	小1/4				
		こしょう	少々	少々				
	B	小麦粉	5	大2・1/2				
		卵	4	小1/2個	⑥ 器にキャベツのせん切りと、くし形に切ったトマトを盛り、手前に⑤を盛り、Cとパセリを添える。			
	パン粉		5	適宜				
	サラダ油		適宜	適宜				
	C	トマトケチャップ	3.5	小2強				
		中濃ソース	2	大1/2				
		しょうゆ	0.3	小1/5				
		酒	1	小1弱				
	キャベツ		30	120g				
	パセリ		2	8g				
	トマト		25	1/2個	E 260kcal	P 15.4g	F 14.4g	塩 0.9g
ブロッコリーの辛子和え	ブロッコリー		35	140g	① ブロッコリーは小房に分けて茹でる。			
	D	しょうゆ	3	小2	② ①をDで和える。			
		練り辛子	0.5	小1/2弱	E 16kcal	P 1.7g	F 0.3g	塩 0.5g
白菜の甘酢	白菜		50	200g	① 白菜は茹でて、縦に2本切れめを入れ、2cm長さに切って、水気を絞っておく。			
	みかん缶		10	40g				
	E	砂糖	2	大1弱	② ①とみかん缶をEで和える。			
		塩	0.2	小1/5				
		酢	3	大2/3	E 22kcal	P 0.5g	F 0.1g	塩 0.2g
味噌汁	大根		20	80g				
	大根の葉		5	20g				
	だし汁		100	カ2				
	味噌		7	大1・1/2	E 20kcal	P 1.4g	F 0.4g	塩 1.0g
小：小さじ　大：大さじ　カ：カップ				1食分合計	E 570kcal	P 22.8g	F 15.7g	塩 2.6g

寒い季節は、フーフーふろふき大根で

献立名	材料	1人分(g)	4人分	つくり方
ご飯	ご飯	150	600g	E 252kcal　P 3.8g　F 0.5g　塩 0.0g
鶏ささ身の みぞれ焼き	鶏ささ身	60	6本	① 鶏ささ身は一口大に切り、酒少々をふりかけておく。
	酒	1	小1弱	② 玉ねぎ、人参はみじん切りにし、Aと合わせて衣をつくる。
	小麦粉	3	大1・1/2	③ ささ身の水気をふき取り、小麦粉をまぶして、②の衣をつける。
	玉ねぎ	15	60g	④ フライパンにサラダ油を熱し、両面に焼き色をつけ、弱火にして中まで火をとおす。
	人参	5	20g	⑤ 菜花は茹でて、Bにつけておく。
	A 卵	15	大1個	⑥ 器に④を盛り、⑤を添える。
	A マヨネーズ	3	大1	
	A 小麦粉	3	大1・1/2	
	A 塩	0.4	小1/3	
	サラダ油	6	大2	
〈付け合わせ〉 菜花の辛子和え	菜花	20	80g	
	B しょうゆ	1.2	小1弱	
	B だし汁	2.5	小2	
	B 練り辛子	1	小1弱	E 187kcal　P 17.1g　F 10.3g　塩 0.8g
ふろふき大根	大根	80	320g	① 大根は1人1切あてに切り、皮を厚くむく。
	昆布	1	5cm	② 鍋底に昆布を敷き、①を並べて水をヒタヒタに入れ、弱火で煮る。
	C 白味噌	7.5	大1・1/2強	③ 柚子皮は飾り用をせん切りにし、残りはおろす。
	C 砂糖	2	大1弱	④ 小鍋にCを合わせて弱火で練り、おろした柚子皮を加える。
	C みりん	6.5	大1・1/3	⑤ 器に②を盛り、④をかけて刻み柚子をのせる。
	C だし汁	3	大2/3	
	柚子皮	1	4g	E 54kcal　P 1.1g　F 0.3g　塩 0.5g
胡瓜とうどの 酢の物	きゅうり	20	1本	① きゅうりは4cm長さの短冊切りにし、塩をする。
	塩	0.2	小1/5	② うどの皮を厚めにむき、4cm長さの短冊切りにして酢（分量外）の入った水に放つ。
	うど	10	40g	③ わかめはもどして食べやすい大きさに切る。
	干しわかめ	2	8g	④ Dを合わせ、①、②、③の水気をきって和える。
	D 砂糖	0.2	小1/3	
	D しょうゆ	3	小2	
	D 米酢	8	大2強	E 11kcal　P 0.7g　F 0.1g　塩 1.0g
薄くず汁	かに缶	15	60g	① かには身をほぐす。
	絹ごし豆腐	25	1/3丁	② 豆腐は細めの拍子木切りにする。
	生椎茸	7	3枚	③ 椎茸、たけのこはせん切りにする。
	たけのこ	15	60g	④ みつばは3cm長さに切る。
	みつば	5	7～8本	⑤ Eを熱して③を入れ、沸騰したら①、②を加えて、再び沸騰したら水溶き片栗粉でとろみをつける。
	E 塩	0.5	小1/2弱	⑥ おろしぎわに④を加える。
	E しょうゆ	1.5	小1	
	E 酒	7.5	大2	
	E だし汁	150	カ3	
	片栗粉	2	大1	
	水	4	大1	E 50kcal　P 5.0g　F 0.9g　塩 1.1g

小：小さじ　大：大さじ　カ：カップ　　　1食分合計　E 554kcal　P 27.7g　F 12.1g　塩 3.4g

いろんな食材を少しずつ楽しんで

献立名	材料		1人分(g)	4人分	つくり方
ご飯	ご飯		150	600g	E 252kcal　P 3.8g　F 0.5g　塩 0.0g
えびと豆腐の炒め物	えび	⎧	30	120g	① えびは殻と背わたを取り、水気をふき取って、片栗粉をまぶす。
	片栗粉	⎩	3	大1・1/2	② 豆腐は水切りし、一口大に切る。
	木綿豆腐		100	1・1/3丁	③ しょうがはみじん切り、長ねぎはあらみじん切りにする。
	しょうが		0.5	2g	④ こねぎは刻む。
	長ねぎ		2	8g	⑤ 中華鍋に油の1/3量を熱し、①を炒め、取り出す。残りの油を足して③を炒めて香りを出し、②を加え、表面に軽い焼き色をつける。
	サラダ油		5	大1・1/2	
	固形スープ	⎧	0.5	2g	
	水	A	50	カ1	
	酒		3	大2/3	⑥ ⑤に炒めた①、Aを入れて弱火で煮込む。Bを入れて味をととのえ、④を加え、水溶き片栗粉でとろみをつける。
	塩	⎩	0.5	小1/2弱	
	しょうゆ	⎧B	4	大1弱	
	こしょう	⎩	少々	少々	
	こねぎ		3	12g	
	片栗粉	⎧	3	大1・1/2	
	水	⎩	6	大1・1/2	E 176kcal　P 13.9g　F 9.4g　塩 1.2g
大根と牛肉の煮物	牛肉		20	80g	① 牛肉は一口大に切る。
	大根		50	200g	② 大根は皮をむき乱切りにする。
	こんにゃく		20	80g	③ こんにゃくは表裏にななめの浅い切れ目を入れて、一口大の三角に切る。
	絹さや		5	12枚	
	サラダ油		2	小2	④ ②、③をそれぞれ約5分茹でて、ザルに取る。
	水	⎧	30	カ1/2	
	砂糖		3	大1・1/3	⑤ 鍋に油を熱し、①を強火で色が変わるまで炒め、②、③を入れて炒め、Dを加えて、煮汁がなくなるまで煮る。
	塩	D	0.1	小1/10	
	酒		3	大2/3	
	みりん		3.5	大2/3強	⑥ 器に⑤を盛り、刻み柚子、七味唐辛子をふりかける。
	しょうゆ	⎩	3.5	大2/3強	
	柚子皮		0.5	2g	
	七味唐辛子		少々	少々	E 89kcal　P 4.6g　F 4.9g　塩 0.7g
ほうれん草とキャベツのおかか和え	ほうれん草		20	80g	① ほうれん草は茹でて4cm長さに切る。
	キャベツ		40	160g	② キャベツは5mm幅、人参は4cm長さの短冊切りにして茹でる。
	人参		10	40g	
	しょうゆ		3	小2	③ ①、②の水気を絞り、しょうゆで下味をつける。
	しょうゆ	⎧E	3	小2	
	だし汁	⎩	10	大3弱	④ Eを合わせ③を和え、器に盛り、糸削りをかける。
	糸削り		0.5	2g	E 23kcal　P 1.2g　F 0.1g　塩 0.7g
味噌汁	しめじ		10	40g	
	小町麩		1	4g	
	せり		5	20g	
	だし汁		100	カ2	
	味噌		7	大1・1/2	E 20kcal　P 1.6g　F 0.5g　塩 0.9g

小：小さじ　大：大さじ　カ：カップ　　　　1食分合計　E 560kcal　P 25.1g　F 15.4g　塩 3.5g

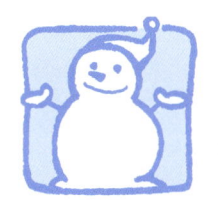

高エネルギーの天ぷらには低エネルギーの副菜を添えて

献立名	材料	1人分(g)	4人分	つくり方
ご飯	ご飯	150	600g	E 252kcal　P 3.8g　F 0.5g　塩 0.0g
天ぷら	えび	30	8本	① えびは殻をむいて、竹串で背わたを取り除き、尾の端を切り、腹側に2～3か所切り込みを入れる。
	生椎茸	10	4枚	② 椎茸は軸を切る。かぼちゃは4切れの薄切りにする。
	かぼちゃ	15	60g	
	ピーマン	10	1個	③ ピーマンは4つ割りにして種を取る。
	天ぷら粉	7	適宜	④ 冷水で天ぷら粉を溶き、180～190℃の油で揚げる。
	水	適宜	適宜	
	揚げ油	適宜	適宜	⑤ 大根はすりおろし、水気を軽くきる。
	てんつゆ			⑥ Aを火にかけ、てんつゆをつくる。
	A しょうゆ	8	大 1・2/3	⑦ 器に敷紙を敷いて④を盛り、⑤を添えて、⑥を別に添える。
	A みりん	8	大 1・2/3	
	A だし汁	40	カ 4/5	
	大根	30	120g	E 190kcal　P 7.6g　F 10.3g　塩 0.9g
和風ロールキャベツ	キャベツ	60	4枚	① キャベツは1枚ずつはがして茹で、軸をそぎとる。
	鶏もも挽肉	30	120g	② 人参、玉ねぎはみじん切りにする。
	人参	10	40g	③ 挽肉にBを入れてよく混ぜ、②を入れてさらに混ぜて4等分する。
	玉ねぎ	10	40g	
	B 塩	0.3	小 1/4	④ ①を広げて③をのせ、きっちりと包む。
	B 卵	3	1/4個	⑤ 鍋に④を並べ、Cを入れて火にかけ、煮立ったら弱火にして、約20分煮込む。
	B 片栗粉	0.5	小 2/3	
	C 砂糖	0.5	小 2/3	
	C 塩	0.4	小 1/3	
	C しょうゆ	0.5	小 1/3	
	C だし汁	50	カ 1	E 65kcal　P 7.1g　F 1.6g　塩 0.7g
胡瓜とわかめの二杯酢	きゅうり	40	1・1/2本	① きゅうりは薄い小口切りにして塩をふり、しんなりしたら水気を絞る。
	塩	0.4	小 1/3	② わかめは湯どおしして、食べやすい大きさに切る。
	生わかめ	10	40g	
	しらす干し	5	20g	③ しらす干しは湯どおしする。
	D 米酢	5	大 1・1/3	④ ①、②、③をDで和える。
	D 塩	0.5	小 1/2弱	
	D だし汁	5	大 1・1/3	E 19kcal　P 2.6g　F 0.3g　塩 1.3g
かきたま汁	卵	20	1・1/2個	
	みつば	5	7～8本	
	だし汁	100	カ 2	
	塩	0.6	小 1/2	
	しょうゆ	0.5	小 1/3	
	片栗粉	0.5	小 2/3	E 35kcal　P 2.9g　F 2.1g　塩 0.8g

小：小さじ　大：大さじ　カ：カップ　　　1食分合計　E 561kcal　P 24.0g　F 14.8g　塩 3.7g

コトコト煮こんで手間いらず

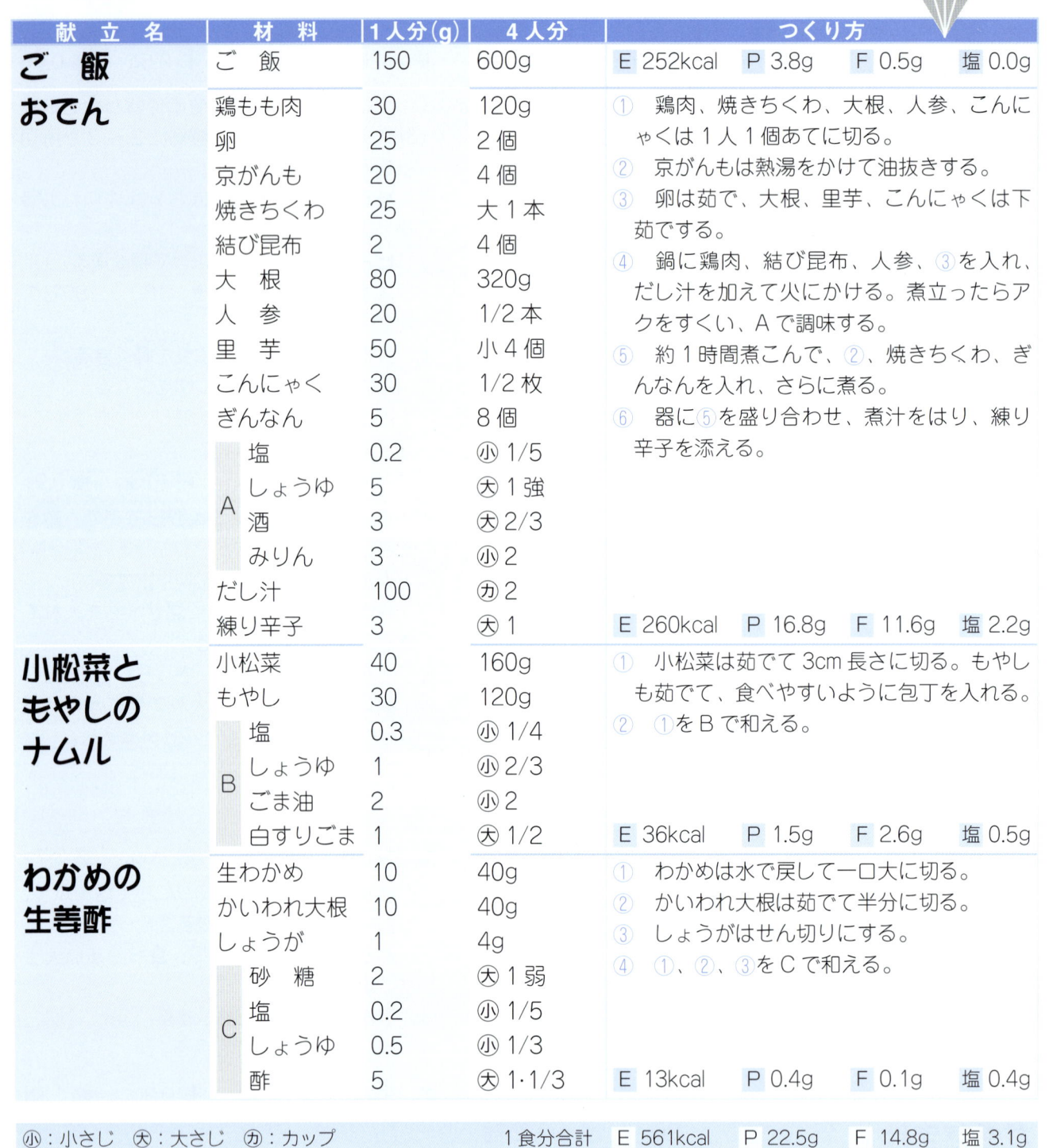

献立名	材料	1人分(g)	4人分	つくり方			
ご飯	ご飯	150	600g	E 252kcal	P 3.8g	F 0.5g	塩 0.0g
おでん	鶏もも肉	30	120g	① 鶏肉、焼きちくわ、大根、人参、こんにゃくは1人1個あてに切る。 ② 京がんもは熱湯をかけて油抜きする。 ③ 卵は茹で、大根、里芋、こんにゃくは下茹でする。 ④ 鍋に鶏肉、結び昆布、人参、③を入れ、だし汁を加えて火にかける。煮立ったらアクをすくい、Aで調味する。 ⑤ 約1時間煮こんで、②、焼きちくわ、ぎんなんを入れ、さらに煮る。 ⑥ 器に⑤を盛り合わせ、煮汁をはり、練り辛子を添える。			
	卵	25	2個				
	京がんも	20	4個				
	焼きちくわ	25	大1本				
	結び昆布	2	4個				
	大根	80	320g				
	人参	20	1/2本				
	里芋	50	小4個				
	こんにゃく	30	1/2枚				
	ぎんなん	5	8個				
	A 塩	0.2	小1/5				
	A しょうゆ	5	大1強				
	A 酒	3	大2/3				
	A みりん	3	小2				
	だし汁	100	カ2				
	練り辛子	3	大1	E 260kcal	P 16.8g	F 11.6g	塩 2.2g
小松菜ともやしのナムル	小松菜	40	160g	① 小松菜は茹でて3cm長さに切る。もやしも茹でて、食べやすいように包丁を入れる。 ② ①をBで和える。			
	もやし	30	120g				
	B 塩	0.3	小1/4				
	B しょうゆ	1	小2/3				
	B ごま油	2	小2				
	B 白すりごま	1	大1/2	E 36kcal	P 1.5g	F 2.6g	塩 0.5g
わかめの生姜酢	生わかめ	10	40g	① わかめは水で戻して一口大に切る。 ② かいわれ大根は茹でて半分に切る。 ③ しょうがはせん切りにする。 ④ ①、②、③をCで和える。			
	かいわれ大根	10	40g				
	しょうが	1	4g				
	C 砂糖	2	大1弱				
	C 塩	0.2	小1/5				
	C しょうゆ	0.5	小1/3				
	C 酢	5	大1・1/3	E 13kcal	P 0.4g	F 0.1g	塩 0.4g

小：小さじ　大：大さじ　カ：カップ　　1食分合計　E 561kcal　P 22.5g　F 14.8g　塩 3.1g

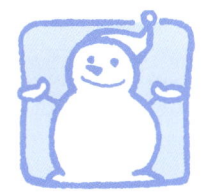

やわらかいひれ肉を粒マスタード味で

献立名	材料	1人分(g)	4人分	つくり方			
ご飯	ご飯	150	600g	E 252kcal	P 3.8g	F 0.5g	塩 0.0g
豚ひれ肉のマスタード焼き	豚ひれ肉	60	20g×12枚	① 豚ひれ肉は12枚に切り分け、たたいて5mm厚さにのばし、こしょうをふる。 ② Aを混ぜ合わせる。 ③ 卵をよく溶きほぐす。 ④ ①に小麦粉をつけ、③をつけて、油を熱したフライパンに入れて焼く。きれいな焼き色がついたら裏返して焼き、②を塗り、中まで火をとおす。 ⑤ いんげんは、斜め切りにし、フライパンにバターを熱して炒め、塩、こしょうで味つけする。 ⑥ 器に④を盛り、⑤を添える。			
	こしょう	少々	少々				
	小麦粉	4	大2				
	A 粒入りマスタード	4	大1弱				
	A ウスターソース	4	大1				
	卵	12	1個				
	サラダ油	4	大1・1/4				
	冷凍いんげん	15	60g				
	バター	1.5	大1/2				
	塩	0.1	小1/10				
	こしょう	少々	少々	E 167kcal	P 16.1g	F 8.3g	塩 0.7g
京がんもと野菜の煮物	京がんも	15	4個	① 京がんもは熱湯をかけて油抜きする。 ② ごぼうは3mm厚さの斜め切りにし、水に浸けてアク抜きし、つけた水で茹でる。 ③ 人参は斜め切りにし、椎茸は軸を取り除く。 ④ なべにBを煮立て、①、②、③を煮含める。 ⑤ 器に④を彩りよく盛り合わせる。			
	人参	30	1本				
	ごぼう	30	120g				
	生椎茸	10	4枚				
	B 酒	4	大1強				
	B 砂糖	4	大1・2/3				
	B しょうゆ	8	大1・2/3				
	B だし汁	80	カ1・1/2強	E 94kcal	P 4.2g	F 2.8g	塩 1.0g
白菜の柚香和え	白菜	60	240g	① 白菜は縦半分に切り、せん切りにして塩で軽くもんでから水気を絞る。 ② 柚子果汁と①、せん切りにした柚子の皮を合わせる。			
	塩	0.6	小1/2				
	柚子皮	1	4g				
	柚子果汁	3	大1	E 10kcal	P 0.5g	F 0.1g	塩 0.5g
味噌汁	里芋	25	100g				
	こねぎ	3	2～3本				
	だし汁	100	カ2				
	味噌	7	大1・1/2	E 31kcal	P 1.6g	F 0.5g	塩 1.0g

小：小さじ 大：大さじ カ：カップ　　1食分合計 E 554kcal　P 26.2g　F 12.2g　塩 3.2g

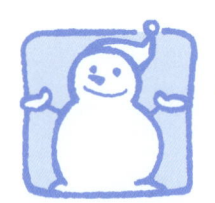

牛乳の苦手な方にもおすすめのグラタン

献立名	材料	1人分(g)	4人分	つくり方
ご 飯	ご 飯	150	600g	E 252kcal　P 3.8g　F 0.5g　塩 0.0g
グラタン	カリフラワー	50	200g	① カリフラワーは小房に分けて茹でる。
	ハ ム	10	40g	② ハムはせん切りにする。
	玉ねぎ	20	80g	③ 玉ねぎ、マッシュルームは薄切りにして、しめじは石づきを取り、ほぐす。
	マッシュルーム	5	20g	④ バターを熱し、②、③を炒め、塩、こしょう、白ワインを加える。
	しめじ	10	40g	⑤ Aでホワイトソースをつくる。
	バター	1	小1	⑥ 器にホワイトソースの約1/3を敷き、カリフラワーをおき、その上に④をおく。残りのホワイトソースをかけ、パン粉、粉チーズ、みじん切りのパセリ、バターをのせ、オーブンで焼く。
	塩	0.1	小1/10	
	こしょう	少々	少々	
	白ワイン	5	大1・1/3	
	ホワイトソース			
	A　バター	5	大1・1/2	
	小麦粉	5	大2・1/2	
	牛 乳	90	カ2弱	
	塩	0.2	小1/5	
	こしょう	少々	少々	
	固形スープ	0.3	1/3個	
	パン粉	1	大1	
	粉チーズ	1	小2	
	バター	0.5	小1/2	
	パセリ	0.5	2g	E 175kcal　P 8.0g　F 9.7g　塩 1.0g
大根と鶏だんごの炊き合わせ	大 根	75	300g	① 大根の皮を厚めにむき、半月に切り、茹でる。
	人 参	10	40g	② 人参は輪切りにする。
	B　鶏挽肉	40	160g	③ 大根の葉は茹でて刻む。
	卵	5	小1/2個	④ Bをよく混ぜてだんごを4つつくり、Cを煮立てた中に入れ、しっかり火がとおるまで煮て取り出す。
	酒	2	大1/2	⑤ ④の煮汁で①、②がやわらかくなるまで煮含め、④のだんごをもどす。
	味 噌	1	小2/3	⑥ 器に⑤を盛り、③をちらし、練り辛子を添える。
	片栗粉	1	小1強	
	C　だし汁	50	カ1	
	しょうゆ	3	小2	
	みりん	2	大1・1/3	
	酒	4	大1強	
	練り辛子	1	小1弱	
	大根の葉	5	20g	E 115kcal　P 10.0g　F 4.1g　塩 0.8g
ほうれん草ともやしのお浸し	ほうれん草	25	100g	① ほうれん草を茹でて、4cm長さに切る。
	もやし	15	60g	② もやしは茹でて、包丁を入れる。
	しょうゆ	1	小2/3	③ ①、②を合わせて水気を絞り、下味をつける。
	D　しょうゆ	2	大1・1/3	④ ③の水気を絞り、Dで味をつけ、器に盛り削り節をかける。
	だし汁	7.5	大2	
	削り節	0.5	2g	E 11kcal　P 1.5g　F 0.1g　塩 0.4g
味噌汁	板 麩	1	4g	
	乾燥わかめ	0.5	2g	
	長ねぎ	3	1/2本	
	だし汁	100	カ2	
	味 噌	7	大1・1/2	E 20kcal　P 1.6g　F 0.5g　塩 1.1g

小：小さじ　大：大さじ　カ：カップ　　　1食分合計　E 573kcal　P 24.9g　F 14.9g　塩 3.3g

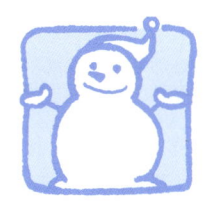

ご飯と小田巻蒸しのセット料理

献立名	材料	1人分(g)	4人分	つくり方
ご飯	ご飯	120	480g	E 201kcal　P 3.0g　F 0.4g　塩 0.0g
精進揚げ	かぼちゃ	20	80g	① かぼちゃは8切れの薄切りにし、さやいんげんは適当な長さに切る。
	さやいんげん	10	4本	② 玉ねぎは薄切り、人参は3cm長さのせん切りにする。
	玉ねぎ	20	80g	③ 天ぷら粉を冷水でサッと溶く。
	人参	5	20g	④ 油を180℃に熱し、①に衣をつけて揚げる。
	天ぷら粉	7	適宜	⑤ ②に衣を混ぜ合わせ、かき揚げにする。
	水	適宜	適宜	⑥ 敷紙を敷いた器に④、⑤を盛り、くし形に切ったレモンを添える。
	揚げ油	適宜	適宜	
	レモン	5	1/2個	E 119kcal　P 1.3g　F 7.2g　塩 0.0g
五目豆	煮大豆	20	80g	① 昆布は1cm角に切る。
	昆布	1	4g	② 人参、れんこんは1cm角に切り、こんにゃくは茹でて1cm角に切る。
	人参	10	40g	③ 鍋に煮大豆と①、②を入れ、Aでやわらかくなるまで煮て煮汁は煮きる。
	れんこん	10	40g	
	こんにゃく	15	1/4枚	
	A 砂糖	2	大1弱	
	A しょうゆ	3	小2	
	A だし汁	50	カ1	E 60kcal　P 4.0g　F 0.2g　塩 0.6g
胡瓜とじゃこの和え物	きゅうり	50	2本	① きゅうりは小口切りにして塩をふり、しんなりしたら水気を絞っておく。
	塩	0.5	小1/2弱	② じゃこは湯どおしする。
	ちりめんじゃこ	3	12g	③ Bで①、②を和える。
	B 砂糖	1.5	小2	
	B 塩	0.2	小1/5	
	B しょうゆ	0.3	小1/5	
	B 酢	4	大1強	E 20kcal　P 1.7g　F 0.1g　塩 1.0g
小田巻き蒸し	茹でうどん	40	160g	① 茹でうどんは1玉ずつ縦、横に十文字に切り、うす口しょうゆをまぶす。
	うす口しょうゆ	1	小2/3	② Cを混ぜ、溶き卵と合わせ裏ごしする。
	卵	45	小4個	③ むきえびは背わたを取り、酒につける。
	C だし汁	90	カ1·4/5	④ ささ身はすじを取り、そぎ切りにし、塩、酒をふる。
	C 塩	0.8	小2/3	⑤ なるとは1人分2枚に切り、椎茸は軸を取り、飾り包丁を入れる。
	C うす口しょうゆ	1.5	小1	⑥ 器に①を入れ、その上に③、④、⑤、ぎんなんを彩りよくのせ、②を注ぐ。
	C みりん	1	小2/3	⑦ 蒸気のあがった蒸し器で最初の1〜2分は強火で、その後火を弱めて蒸す。
	むきえび	20	80g	⑧ 蒸しあがったら、茹でたほうれん草をのせる。
	酒	1	小1弱	
	鶏ささ身	15	60g	
	塩	0.1	小1/10	
	酒	0.5	小1/2弱	
	なると	10	40g	
	生椎茸	10	小4枚	
	ぎんなん	5	8個	
	ほうれん草	10	40g	E 172kcal　P 15.9g　F 5.2g　塩 2.0g

小:小さじ　大:大さじ　カ:カップ　　1食分合計　E 572kcal　P 25.9g　F 13.1g　塩 3.6g

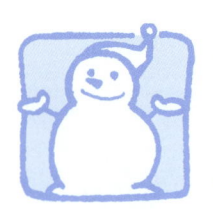

西京味噌を使った上品な魚料理

献立名	材料		1人分(g)	4人分	つくり方
ご 飯	ご飯		150	600g	E 252kcal　P 3.8g　F 0.5g　塩 0.0g
すずきの西京焼き	すずき		70	70g×4切	① Aを合わせ、すずきにまぶしつけて、30分以上おく。 ② ししとうは竹串で刺して穴をあけ、素揚げする。 ③ ①をグリルで、焦げないように注意して、中火で焼く。 ④ 器に③を盛り、②を添える。
	A	白甘味噌	9	大2	
		みりん	6	大1・1/3	
		酒	2	大1/2	
	ししとう		20	8本	
	揚げ油		適宜	適宜	
					E 146kcal　P 15.1g　F 5.3g　塩 0.7g
厚揚げと里芋の炊き合わせ	厚揚げ		25	2/3枚	① 厚揚げは熱湯をかけて油抜きする。 ② 里芋は適当な大きさに切り、茹でてぬめりをとる。 ③ 人参は輪切りにし、椎茸は軸をとって笠に飾り包丁を入れる。 ④ 春菊は茹でて4cm長さに切る。 ⑤ Bを煮立て、①、②、③を入れて煮含める。 ⑥ 最後に④を加えて味を含ませ、火を止める。 ⑦ 器に⑥を彩りよく盛り合わせる。
	里芋		50	小4個	
	人参		20	1/2本	
	生椎茸		10	4枚	
	春菊		20	80g	
	B	砂糖	4	大1・2/3	
		しょうゆ	8	大1・2/3	
		酒	3	大2/3	
		だし汁	80	力1・1/2強	
					E 106kcal　P 5.2g　F 3.0g　塩 1.0g
れんこんの甘酢炒め	れんこん		25	100g	① れんこんは皮をむき、いちょう切りにし、酢水（分量外）にさらして水気をきる。 ② 鍋に油を熱し、①を炒め、Cを加え、汁気がなくなるまで炒め、炒りごまを加える。
	サラダ油		2	小2	
	白ごま		1	小1強	
	C	しょうゆ	4	大1弱	
		みりん	2	小1・1/3	
		米酢	3	大2/3	
		鷹の爪	少々	少々	
					E 50kcal　P 1.0g　F 2.5g　塩 0.6g
かきのみぞれ椀	かき		20	4個	① かきはたっぷりの塩水でふり洗いしたあと、水できれいに洗い、熱湯で軽く茹でる。 ② 大根はすりおろしてザルにとり、軽く水気をきる。 ③ みつばは2cm長さに切り、柚子はへぎ柚子にする。 ④ Dを煮立て、②を加え、火がとおったら①を入れて、かきに火をとおし、水溶き片栗粉でとろみをつける。 ⑤ 椀に④を盛り、③を添える。
	大根		50	200g	
	みつば		5	7〜8本	
	D	だし汁	100	力2	
		塩	0.8	小2/3	
		しょうゆ	0.5	小1/3	
		片栗粉	1.5	小2	
		水	2.5	小2	
	柚子		少々	少々	
					E 29kcal　P 1.9g　F 0.3g　塩 1.2g

小：小さじ　大：大さじ　力：カップ　　1食分合計　E 583kcal　P 27.0g　F 11.6g　塩 3.5g

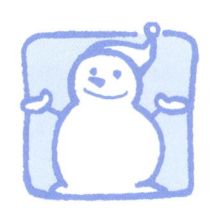

パーティ料理におすすめ！

献立名	材料	1人分(g)	4人分	つくり方
ご飯	ご飯	150	600g	E 252kcal　P 3.8g　F 0.5g　塩 0.0g
ミートローフ	合挽肉	65	260g	① 玉ねぎはみじん切りにして油で炒め、冷ます。
	玉ねぎ	20	80g	② 合挽肉、①、Aをよく練り、ミックスベジタブルを解凍して加えて混ぜる。
	サラダ油	1	小1	
	A パン粉	4	大4	③ 天板にクッキングシートを敷き、②をかまぼこ形におく。200℃のオーブンで約15〜20分、竹串を刺して赤い汁が出なくなるまで焼く。
	A 牛乳	5	大1・1/3	
	A 卵	5	1/2個	
	A 赤ワイン	2	大1/2	
	A 塩	0.4	小1/3	④ さやいんげんは茹でて斜め切りにし、バターで炒め、塩、こしょうで調味する。
	A こしょう	少々	少々	
	ミックスベジタブル（冷凍）	25	100g	⑤ Bを合わせ、ソースをつくる。
	さやいんげん	20	80g	⑥ ③を8等分に切り分け、器に盛り、⑤をかけて、④を添える。
	バター	1	小1	
	塩	0.1	小1/10	
	こしょう	少々	少々	
	B トマトケチャップ	5	大1強	
	B ウスターソース	5	大1・1/4	E 227kcal　P 15.1g　F 12.5g　塩 1.2g
根菜のおかか煮	里芋	40	160g	① 里芋、たけのこは乱切りにする。
	こんにゃく	20	1/3枚	② こんにゃくは乱切りにし、茹でてアクを抜く。
	ごぼう	20	80g	③ ごぼうは乱切りにして水に放し、アク抜きした水で茹でる。
	たけのこ	20	80g	
	C 砂糖	3	大1・1/3	④ Cで①、②、③を煮含める。煮汁が少なくなったら削り節を入れてまぶす。
	C しょうゆ	7	大1・1/2	
	C だし汁	80	カ1・1/2	
	削り節	1	4g	E 64kcal　P 3.3g　F 0.1g　塩 1.1g
カリフラワーのカレー酢	カリフラワー	40	160g	① カリフラワーは小房に分けて茹でる。
	D カレー粉	0.3	小2/3	② Dを合わせ、茹でたカリフラワーが熱いうちに加え、味を含ませる。
	D みりん	4	大1弱	
	D 塩	0.2	小1/5	③ 器に盛り、ぬるま湯でもどしたくこの実をちらす。
	D 米酢	4	大1強	
	くこの実	0.3	12粒	E 24kcal　P 1.3g　F 0.1g　塩 0.2g
味噌汁	小松菜	20	80g	
	だし汁	100	カ2	
	味噌	7	大1・1/2	E 18kcal　P 1.5g　F 0.5g　塩 1.0g

小：小さじ　大：大さじ　カ：カップ　　　1食分合計　E 585kcal　P 25.0g　F 13.7g　塩 3.5g

寒い季節にはあんかけが嬉しい

献立名	材料	1人分(g)	4人分	つくり方
鮭の親子ちらし	米	73	2合	① 米は炊く30分前に洗ってザルにあげておく。通常より水加減を控えめにし、昆布をのせて炊く。 ② 鮭は焼き網かグリルで焼き、骨と皮を除いて小さめにほぐす。 ③ しその葉と柚子の皮はせん切りにする。 ④ きゅうりは小口切りにし、塩をふり、しんなりしたら水気を絞る。 ⑤ ごはんが炊けたらAをまわしかけて冷ます。 ⑥ ⑤に②、④、柚子皮のせん切り、白ごまを加えて混ぜる。 ⑦ 器に盛り、イクラとしその葉をちらす。 E 342kcal　P 12.1g　F 4.8g　塩 1.2g
	昆布		5cm幅	
	A 米酢	5	大1・1/3	
	砂糖	2.5	大1強	
	塩	0.5	小1/2弱	
	甘塩鮭	20	1切	
	イクラ	10	40g	
	きゅうり	30	120g	
	塩	0.2	小1/5	
	しその葉	1	6枚	
	白いりごま	1	小1強	
	柚子皮	1	4g	
揚げだし豆腐の野菜あんかけ	木綿豆腐	60	1丁	① 豆腐はまな板にのせ、軽く重しをして水気をきる。 ② 長ねぎ、人参、椎茸、たけのこは、せん切りにする。 ③ 絹さやは茹でて、せん切りにする。 ④ ①を4等分し、片栗粉をつけて油で揚げる。 ⑤ ②をBで煮てやわらかくなったら、水溶き片栗粉でとろみをつける。 ⑥ 器に④を盛り、⑤をかけ、③を飾る。 E 117kcal　P 5.4g　F 6.6g　塩 1.0g
	片栗粉	3	大1・1/2	
	揚げ油	適宜	適宜	
	長ねぎ	10	40g	
	人参	5	20g	
	生椎茸	10	4枚	
	たけのこ水煮	15	60g	
	絹さや	5	12枚	
	B だし汁	50	カ1	
	砂糖	1	大1/2弱	
	塩	0.5	小1/2弱	
	しょうゆ	3	小2	
	酒	2	大1/2	
	片栗粉	2	大1	
	水	4	大1	
ほうれん草のナムル	ほうれん草	50	200g	① ほうれん草は茹でて3cm長さに切り、水気を絞る。 ② ①をCで和える。 ③ 器に②を盛り、糸唐辛子をのせる。 E 15kcal　P 1.1g　F 0.7g　塩 0.4g
	C 塩	0.4	小1/3	
	ごま油	0.5	小1/2	
	糸唐辛子	少々	少々	
茶碗蒸し	卵	25	2個	① 卵を割りほぐし、Dを混ぜ、こす。 ② むきえびは背わたを取る。ささ身はすじを取って、そぎ切りにし、しょうゆをかける。 ③ しめじは石づきを取り、ほぐす。みつばは2cm長さに切る。 ④ 器に②、③、ぎんなんを入れ、①を注ぐ。蒸気のあがった蒸し器に入れ、強火で2分、弱火にして12〜13分蒸す。 ⑤ おろし際に、みつばを入れる。 E 60kcal　P 7.0g　F 2.7g　塩 1.0g
	D だし汁	75	カ1・1/2	
	塩	0.6	小1/2	
	しょうゆ	0.5	小1/3	
	むきえび	10	40g	
	鶏ささ身	5	20g	
	しょうゆ	0.5	小1/3	
	本しめじ	5	20g	
	ぎんなん	2	4個	
	みつば	5	7〜8本	

小：小さじ　大：大さじ　カ：カップ　　1食分合計　E 534kcal　P 25.6g　F 14.8g　塩 3.6g

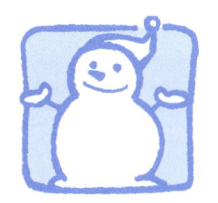

旬のぶりと大根…じっくり煮こんで

献立名	材料	1人分(g)	4人分	つくり方			
ご飯	ご飯	150	600g	E 252kcal	P 3.8g	F 0.5g	塩 0.0g
ぶり大根	ぶり	60	60g×4切	① 大根は2cm厚さの半月に切り、面取りをして、米のとぎ汁で茹でて、水洗いする。			
	大根	100	400g				
	しょうが	5	20g	② ぶりは1切を2等分する。Aにしょうがの薄切りを入れて煮立て、ぶりを加えて12～13分煮含める。			
	A 砂糖	4	大1·2/3				
	A しょうゆ	9	大2	③ ぶりを取り出して、①を入れ、落としぶたをして約20分煮含め、ぶりを戻して温める。			
	A 酒	5	大1·1/3				
	A 水	50	カ1	E 203kcal	P 14.1g	F 10.7g	塩 1.1g
うの花炒り煮	おから	20	80g	① 人参は2cm長さのせん切り、ねぎは小口切りにする。			
	ちくわ	5	20g				
	ちりめんじゃこ	2	8g	② ちくわは縦半分に切り、小口切り、じゃこは湯どおしする。			
	人参	10	40g				
	ねぎ	10	40g	③ 鍋に油を熱して人参を炒め、しんなりしたら②を入れて炒め、おからを加えて炒め、Bを入れ煮る。			
	卵	15	大1個				
	サラダ油	1.5	大1/2	④ ③が煮えたら、割りほぐした卵を入れて全体をよく混ぜて卵に火をとおし、ねぎを加えて混ぜる。			
	B 砂糖	2	大1弱				
	B 塩	0.2	小1/5				
	B しょうゆ	3	小2				
	B だし汁	60	カ1·1/5	E 81kcal	P 4.5g	F 3.8g	塩 0.9g
春菊のお浸し	春菊	40	160g	① 春菊は茹でて3cm長さに切り、水気を絞る。			
	削り節	0.5	2g	② ①をCで和え、器に盛り、削り節をのせる。			
	C しょうゆ	3	小2				
	C だし汁	2	大1/2	E 13kcal	P 1.5g	F 0.1g	塩 0.5g
味噌汁	カットわかめ	0.5	2g				
	だし汁	100	カ2				
	味噌	7	大1·1/2	E 16kcal	P 1.3g	F 0.4g	塩 1.1g

小:小さじ　大:大さじ　カ:カップ　　1食分合計　E 565kcal　P 25.2g　F 15.5g　塩 3.6g

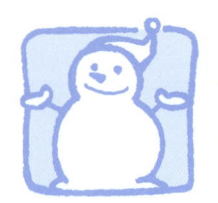

冬には白いクリーム料理が似合う

献立名	材料		1人分(g)	4人分	つくり方			
ご飯	ご飯		150	600g	E 252kcal	P 3.8g	F 0.5g	塩 0.0g
鶏肉の クリーム煮	鶏もも肉（皮なし）		60	240g	① 鶏肉はそぎ切りにして、塩、こしょうをする。 ② 玉ねぎはくし形に切る。人参は3cm長さに切って4つ割りにし、面取りする。 　じゃが芋は人参より大きめのくし形に切り、面取りする。 　マッシュルームは半分に切る。 ③ ブロッコリーは小房に分け、茹でる。 ④ 鍋に油を熱し、鶏肉を色が変わるまで炒めて、②の野菜を加えて、サッと炒め、Aを加えて煮立ったらアクを取り、弱火にして約15〜18分煮る。 ⑤ ④に牛乳を加え、Bを練り合わせて加え、野菜がくずれないように混ぜて仕上げる。 ⑥ 器に盛り、ブロッコリーを添える。			
	塩		0.4	小1/3				
	こしょう		少々	少々				
	サラダ油		1	小1				
	玉ねぎ		40	160g				
	人参		30	1本				
	じゃが芋		40	2個				
	マッシュルーム		10	40g				
	ブロッコリー		30	120g				
	A	固形スープ	1	1個				
		塩	0.3	小1/4				
		水	50	カ1				
	牛乳		75	カ1・1/2				
	B	バター	2.5	大1弱				
		小麦粉	3	大1・1/2	E 228kcal	P 16.9g	F 8.6g	塩 1.4g
ぜんまいの 炒め煮	茹でぜんまい		20	80g	① ぜんまいは食べやすい長さに切る。こんにゃくのアク抜きをしてせん切り、人参、油揚げもせん切りにする。 ② 鍋にサラダ油を熱し、①を炒め、Cを加えて煮る。 ③ 絹さやはせん切りにしてから茹でる。 ④ 器に②を盛り、③を飾る。			
	人参		10	40g				
	油揚げ		5	2/3枚				
	こんにゃく		20	1/3枚				
	絹さや		3	8枚				
	サラダ油		2	小2				
	C	砂糖	2	大1弱				
		しょうゆ	5	大1強				
		みりん	2	小1・1/3				
		だし汁	50	カ1	E 65kcal	P 1.8g	F 4.2g	塩 0.7g
大根の アチャラ	D	大根	30	120g	① 大根はいちょう切りにして塩をふっておく。 ② Dを合わせ、①の水気を絞ってつける。			
		塩	0.3	小1/4				
		米酢	5	大1・1/3				
		砂糖	1.5	小2				
		塩	0.2	小1/5				
		鷹の爪	少々	少々	E 13kcal	P 0.2g	F 0.0g	塩 0.5g
味噌汁	あおさ		1	4g				
	長ねぎ		2	8g				
	だし汁		100	カ2				
	味噌		7	大1・1/2	E 17kcal	P 1.4g	F 0.4g	塩 1.1g

小：小さじ　大：大さじ　カ：カップ　　1食分合計　E 575kcal　P 24.1g　F 13.7g　塩 3.7g

冬のデザート

料理名	材料		1人分(g)	4人分	つくり方
茶巾かぼちゃ	かぼちゃ 甘納豆 砂糖		50 5 3	200g 20g ㋳1・1/3	① かぼちゃは皮をむき、2つ切りにしラップで包み、電子レンジ(500W)で5分間加熱し、つぶす。 ② ①に砂糖、甘納豆を入れ、4等分して茶巾に絞る。 E 72kcal　P 1.2g　F 0.2g　塩 0.0g

料理名	材料		1人分(g)	4人分	つくり方
お汁粉	あずき 砂糖 ⎡白玉粉 ⎣水		8 8 8 8	32g ㋳3・1/2 32g ㋳2	① あずきは洗って4～5倍の水を入れて火にかけ、煮立ったら湯を捨ててアクをとり、さらに4～5倍の水を加え、沸騰したら火を弱め、やわらかくなるまで煮て、砂糖を2～3回に分けて入れる。 ② 白玉粉は同量の水を入れ、耳たぶくらいのやわらかさまでこねる。 ③ ②を直径1.5cmくらいに丸め、真ん中を軽く押さえ、熱湯に入れて茹でる。浮きあがってきたら冷水にとり、水気をきる。 ④ 器に①を盛り、③を入れる。 E 87kcal　P 2.1g　F 0.3g　塩 0.0g

料理名	材料		1人分(g)	8人分	つくり方
カスタードプディング	A	卵 牛乳 砂糖 バニラエッセンス	19 50 3.8 少々	3個 400ml ㋳3強 2～3滴	① カラメルソースをつくる。小鍋にBを入れて煮詰め、焦げ色がついてきたら、鍋を動かして平均に色づけ、水を入れて混ぜ、すぐにプリン型に等分に入れる。 ② Aを合わせ一度こしてからプリン型に入れ、アルミホイルでふたをして天板に並べ、熱湯を天板に注ぐ。 ③ 150～160℃のオーブンで、15～20分加熱して、火を止めて約10分、庫内で蒸してから取り出し、さます。 ④ 竹串で型の周りをはずし、器にあける。 E 91kcal　P 4.0g　F 3.9g　塩 0.1g
	カラメルソース				
	B	砂糖 水	3.8 4	㋳3強 ㋳2	
		水	2	㋳1強	

料理名	材料		1人分(g)	4人分	つくり方
わさび羹	長芋 ⎡粉寒天 ⎣水 砂糖 練りわさび		30 1 50 14 少々	120g 4g ㋕1 ㋳6強 ㋔1/2	① 長芋は皮をむき、約5mmの厚さに切り、皿に入れて強火の蒸し器で15分蒸す(電子レンジで3分～3分30秒加熱も可)。裏ごししておく。 ② 粉寒天は分量の水で煮溶かし、砂糖を加え約50度に煮冷ます。 ③ ①に②と練りわさびを入れ、均等に混ざったら、流し缶に流してひやし固める。 ④ 缶から取り出し、4つに切り分ける。 E 73kcal　P 0.7g　F 0.1g　塩 0.0g

㋔:小さじ　㋳:大さじ　㋕:カップ

料理名	材料	1人分(g)	5人分	つくり方
スキムゼリー黒蜜かけ	ゼラチン	1	1袋（5g）	① 熱湯にゼラチンをふり入れ、かき混ぜて完全に溶かす。 ② スキムミルクを水で溶く。 ③ ②に①を混ぜ合わせ、型に流し、冷蔵庫で固める。 ④ Aを煮詰めて黒蜜をつくる。 ⑤ 器に④を敷き、その上に型から抜いた③を盛る。 E 77kcal　P 4.3g　F 0.1g　塩 0.2g
	熱湯	20	㋕ 1/2	
	スキムミルク	10	50g	
	水	50	250mℓ	
	A 砂糖	7	35g	
	A 黒砂糖	3	15g	
	A 水	13	㋕ 4強	

料理名	材料	1人分(g)	3人分	つくり方
りんごのアワアワゼリー	りんごジュース	60	180mℓ	① 分量の水にゼラチンをふり入れ、電子レンジに50秒かける。 ② 常温のりんごジュースに砂糖を溶かし、①を加える。 ③ 泡用に②の1/6量をボウルに取り分ける。 ④ 冷やしておいたグラスに、みじん切りにしたりんごと③の残りの液を注ぎ、冷蔵庫でひやし固める。 ⑤ ③を氷水にあてながら泡立て器で角が立つまで泡立てる。 ⑥ ④を冷蔵庫から出して⑤の泡をのせ、再び冷蔵庫で約10分ひやす。 ⑦ 冷蔵庫から取り出し、水で戻したくこの実と、ハーブを添える。 E 47kcal　P 1.6g　F 0.1g　塩 0.0g
	砂糖	2.5	㋖ 1	
	ゼラチン	1.7	1袋（5g）	
	水	10	㋖ 2	
	りんご	10	30g	
	くこの実	0.2	3粒	
	ハーブ	適宜	適宜	

料理名	材料	1人分(g)	5人分	つくり方
オレンジヨーグルトゼリー	ヨーグルト	30	150g	① 常温にもどしたヨーグルトと牛乳を合わせ、なめらかになるまで混ぜておく。 ② 熱湯にゼラチンをふり入れ、かき混ぜて完全に溶かし、砂糖を加えて溶かす。 ③ ①に②をかき混ぜながら加え、オレンジジュースとレモン汁を加えて混ぜ、型に入れて冷蔵庫でひやし固める。 E 83kcal　P 2.4g　F 1.3g　塩 0.0g
	牛乳	10	㋕ 1/4	
	オレンジジュース（100%）	20	㋕ 1/2	
	ゼラチン	1	1袋（5g）	
	熱湯	12	㋖ 4	
	砂糖	12	㋖ 7強	
	レモン汁	1	㋐ 1	

料理名	材料	1人分(g)	4人分	つくり方
チョコレートムース	ゼラチン	1.2	1袋	① ゼラチンは水にふり入れ、電子レンジで20秒加熱する。熱いうちに砂糖を加えて溶かす。 ② Aを鍋に入れ、火にかけ、弱火で溶かしてこす。 ③ ②に豆乳と①を加え、型に流して冷蔵庫でひやし固める。 ④ ③を型から抜いて器に盛り、ミントを飾る。 E 87kcal　P 2.9g　F 4.0g　塩 0.0g
	水	7.5	㋖ 2	
	砂糖	3.5	㋖ 1・1/2	
	A 板チョコレート	10	40g	
	A 水	33	㋕ 2/3	
	豆乳	30	120mℓ	
	ミント	適宜	適宜	

㋐：小さじ　㋖：大さじ　㋕：カップ

さくいん

■主　食

あじさい寿司〈夏〉 47
祝いご飯〈冬〉 84
うなぎちらし〈夏〉 49
きのこご飯〈秋〉 66
五目冷やし中華そば〈夏〉 56
桜おこわ〈春〉 26
鮭の親子ちらし〈冬〉 102
三色丼〈秋〉 69
鯛めし〈春〉 19
炊きおこわ〈秋〉 60
たけのこご飯〈春〉 25
ちらし寿司〈春〉 13　〈冬〉 90
バターライス〈春〉 17
春のちらし寿司〈春〉 21
ピースご飯〈春〉 29
吹き寄せご飯〈秋〉 77
深山ご飯〈秋〉 73
みょうがご飯〈夏〉 36
みょうが寿司〈春〉 31

■主菜・魚

秋鮭のパン粉焼き〈秋〉 72
鯵の南蛮漬け〈夏〉 37
鯵のマリネ〈夏〉 52
鯵のみどり酢かけ〈夏〉 45
鯵の野菜巻き蒸し〈春〉 29
甘塩鮭のホイル焼き〈春〉 31
えびと豆腐の炒め物〈冬〉 94
おでん〈冬〉 96
かきフライ〈冬〉 85
飾りえび〈春〉 21
かじき鮪のうに焼き〈春〉 18
かじき鮪の辛味焼き〈夏〉 38
かじき鮪の香味焼き〈夏〉 54
かじき鮪のごま風味揚げ〈冬〉 88
かじき鮪の南部焼き〈夏〉 50
かじき鮪のねぎ味噌焼き〈秋〉 61
かじき鮪のプロバンス風〈夏〉 43
かじき鮪の紅葉焼き〈秋〉 74
かつおの竜田揚げ〈夏〉 41
かつおの若草巻き〈春〉 28
金目鯛のかぶら蒸し〈秋〉 63
金目鯛のさらさ蒸し〈冬〉 84
サーモンローフ・
　オーロラソース添え〈冬〉 89
鮭の鍋照り焼き〈秋〉 75
鮭のハンバーグ〈秋〉 65
鯖のカレーマリネ〈秋〉 68
鯖の味噌煮〈秋〉 78
鰆の木の芽味噌焼き〈春〉 26
鰆の木の芽焼き〈春〉 14
鰆の道明寺蒸し〈春〉 16
鰆の菜の花焼き〈春〉 32
鰆の晩秋焼き〈秋〉 80
鰆の吹き寄せ蒸し〈冬〉 86
鰆のミモザ焼き〈春〉 22
三色揚げ〈夏〉 39
さんまの蒲焼き〈秋〉 67
さんまの酢煮〈秋〉 73
すずきの西京焼き〈冬〉 100
鯛の桜花蒸し〈春〉 12
鱈のマヨネーズ焼き〈春〉 24
天ぷら〈夏〉 36　〈冬〉 95
ぶり大根〈冬〉 103
ぶりの照り焼き〈冬〉 91
蒸し魚のきのこあんかけ〈秋〉 70

■主菜・肉

牛肉の野菜巻き〈秋〉 79
しゅうまい〈春〉 20
水晶鶏〈夏〉 55
スコッチエッグ〈冬〉 92
ドライカレー〈夏〉 51
鶏ささ身のうに焼き〈冬〉 90
鶏ささ身のチーズフライ〈春〉 15
鶏ささ身のねぎ味噌包み揚げ〈秋〉 66
鶏ささ身のみぞれ焼き〈冬〉 93
鶏肉のクリーム煮〈冬〉 104

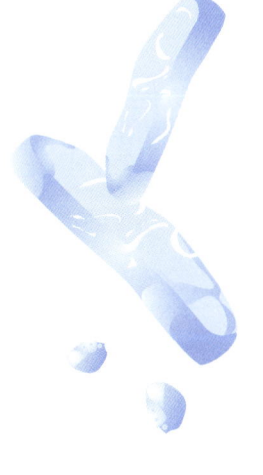

鶏のつくね焼き〈夏〉 40
鶏肉の味噌漬け焼き〈夏〉 46
鶏挽肉の磯辺焼き〈春〉 23
煮込みハンバーグ〈春〉 30
ビーフストロガノフ〈春〉 17
豚肉の生姜焼き〈夏〉 42
豚肉の味噌漬け焼き〈夏〉 53
豚肉のミルフィーユ仕立て〈秋〉 71
豚ひれ肉の黄金焼き〈春〉 27
豚ひれ肉のマスタード焼き〈冬〉 97
ミートローフ〈冬〉 101
野菜たっぷりチキンカレー〈夏〉 44
やわらかメンチカツ〈秋〉 76
茹で豚肉の和え物〈夏〉 48
れんこん入り変わりつくね〈秋〉 62
ロールキャベツ〈冬〉 87

■主菜・豆腐
揚げ高野とごぼうの煮物〈春〉 13
揚げ出し豆腐の
　野菜あんかけ〈冬〉 102
凍り豆腐と野菜の含め煮〈夏〉 49
凍り豆腐の博多煮〈秋〉 77
信田巻き〈春〉 25

■主菜・卵・野菜
うなたま〈秋〉 64
グラタン〈冬〉 98
五目玉子焼き〈秋〉 60
精進揚げ〈冬〉 99

■副　菜
揚げ茄子とうなぎの煮物〈夏〉 55
揚げ茄子とえびの炊き合わせ〈夏〉 47
揚げ茄子の含め煮〈春〉 19
あさりとチンゲンサイの
　炒め煮〈春〉 20
アスパラガスと卵の炒め物〈春〉 29
厚揚げと里芋の炊き合わせ〈冬〉 100
射込み高野とえびの
　炊き合わせ〈秋〉 67
炒り豆腐〈冬〉 85
炒り鶏〈秋〉 63
いんげんのおかか煮〈夏〉 51
うの花炒り煮〈冬〉 103

えびと胡瓜のぶどう酢〈秋〉 64
えびと長芋の炊き合わせ〈冬〉 87
柿と胡瓜のごま酢〈秋〉 77
かぶのくず煮〈夏〉 40
かぶのクリーム煮〈秋〉 61
かぶの吉野煮〈春〉 14
南瓜のいとこ煮〈秋〉 62
南瓜のサラダ〈春〉 25　〈秋〉 75
南瓜の煮物〈春〉 31　〈秋〉 66
南瓜のヨーグルトサラダ〈秋〉 71
がんもどきと春野菜の
　炊き合わせ〈春〉 26
刻み昆布の煮物〈夏〉 45
牛肉と新ごぼうの炒め煮〈春〉 28
牛肉と野菜の煮物〈秋〉 60
京がんもと茄子の煮物〈夏〉 52
京がんもと野菜の煮物〈冬〉 97
切干し大根の炒り煮
　〈夏〉 37　〈秋〉 72
切干し大根の煮物〈春〉 22
凍り豆腐と根菜の炊き合わせ〈夏〉 36
五色和え〈春〉 16
五目豆〈冬〉 99
根菜とひじきの煮物〈春〉 18
根菜のおかか煮〈冬〉 101
さつま芋の甘煮〈秋〉 68
じゃが芋とあさりの
　カレー炒め〈夏〉 48
じゃが芋の白煮〈秋〉 79
じゃが芋のそぼろ煮〈春〉 12
春菊としめじの煮浸し〈冬〉 88
春菊の白和え〈冬〉 91
精進炒め〈秋〉 78
新玉ねぎのかにあんかけ〈春〉 15
ぜんまいの炒め煮〈冬〉 104
大根とあさりの煮物〈秋〉 76
大根と牛肉の煮物〈冬〉 94
大根と牛挽肉の味噌炒め煮〈冬〉 89
大根と鶏だんごの炊き合わせ〈冬〉 98
大根とほたてのサラダ〈春〉 30
たけのこの粉ぶし煮〈春〉 21
茶巾南瓜の揚げ物〈夏〉 56
茶碗蒸し〈冬〉 102
チンゲンサイのクリーム煮〈秋〉 74
冬瓜のかにあんかけ〈夏〉 46

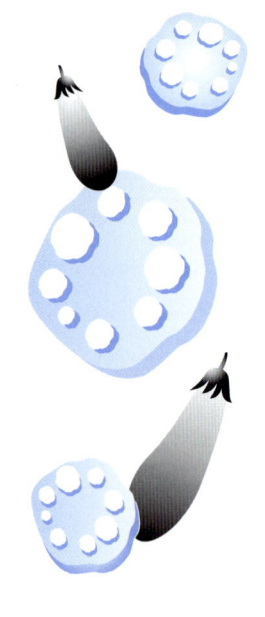

豆乳の寒天寄せ〈夏〉 42
茄子の田舎煮〈秋〉 69
茄子のなべしぎ〈夏〉 38
茄子のピリ辛煮〈夏〉 43
夏野菜のトマト煮〈夏〉 54
根みつばの梅和え〈春〉 19
白菜の重ね煮〈春〉 24
春雨サラダ〈春〉 32 〈夏〉 50
はんぺんとトマトのサラダ〈夏〉 47
ひじきの炒め煮〈秋〉 65
ひじきの煮物〈夏〉 39
福袋〈冬〉 84
ブロッコリーとトマトのサラダ
　　〈夏〉 53
ブロッコリーの辛子和え〈冬〉 92
ふろふき大根〈冬〉 93
米茄子の肉味噌〈秋〉 70
ほうれん草と春雨と
　卵の炒め物〈春〉 23
ほうれん草のごま味噌和え〈秋〉 73
ミモザサラダ〈春〉 17
蒸し茄子のごま味噌かけ〈夏〉 41
洋風野菜の炒め煮〈春〉 27
りんごと春菊のサラダ〈夏〉 44
れんこん入り信田と
　野菜の炊き合わせ〈秋〉 80
れんこんのつくね煮〈冬〉 86
和風ロールキャベツ〈冬〉 95

■副副菜

あんかけ茶碗蒸し〈秋〉 73
うどとわかめの梅和え〈春〉 27
うどとわけぎの酢味噌和え〈春〉 22
うどの酢味噌和え〈春〉 15
オクラとろろ〈秋〉 68
オクラの梅和え〈夏〉 40
柿なます〈秋〉 74
かにと胡瓜の酢の物〈秋〉 78
かぶのアチャラ〈春〉 20 〈秋〉 80
かぶの甘酢〈春〉 32
かぶのもみ漬け〈春〉 16
カリフラワーのカレー酢〈冬〉 101
カリフラワーのピクルス〈冬〉 89
菊花かぶ〈秋〉 65
キャベツの香り和え〈春〉 29
キャベツの辛子和え〈春〉 13
キャベツのごま酢和え〈春〉 26
キャベツのしそ和え〈夏〉 49
キャベツの即席漬け〈夏〉 45
キャベツの柚香和え〈秋〉 75
胡瓜と糸寒天の酢の物〈春〉 28
胡瓜とうどの酢の物〈冬〉 93
胡瓜ときくらげのごま酢和え〈秋〉 67
胡瓜と桜えびのおろし和え〈春〉 23
胡瓜とじゃこの和え物〈冬〉 99
胡瓜とトマトのおろし和え〈夏〉 41
胡瓜ともずくの酢の物〈秋〉 69
胡瓜とわかめの二杯酢〈冬〉 95
胡瓜のうに和え〈秋〉 62
胡瓜の梅おかか和え〈秋〉 79
胡瓜のみどり酢和え〈夏〉 53
胡瓜もみ〈夏〉 36
ゴーヤの和え物〈夏〉 55
ゴーヤの塩もみ〈夏〉 52
小松菜ともやしのナムル〈冬〉 96
小松菜の磯和え〈夏〉 38
小松菜のきのこ和え〈秋〉 64
菜果和え〈秋〉 66
ささ身入り野菜サラダ〈春〉 31
春菊のお浸し〈冬〉 103
白うりの即席漬け〈夏〉 43
新玉ねぎのピクルス〈春〉 18
せりの白和え〈春〉 21
即席柴漬け〈夏〉 39
大根のアチャラ〈冬〉 104
チンゲンサイのわさび和え〈夏〉 37
豆乳豆腐〈夏〉 54
トマトのサラダ〈夏〉 42
長芋の磯和え〈冬〉 84
長芋の翁和え〈冬〉 90
茄子の焼き浸し〈夏〉 50
菜の花の辛子和え〈春〉 30
なめこのおろし和え〈秋〉 60
人参サラダ〈夏〉 46
人参とらっきょうのサラダ〈夏〉 51
人参のごま酢和え
　〈春〉 14 〈秋〉 70
人参の真砂和え〈冬〉 87
根みつばのごま酢和え〈春〉 12
白菜の甘酢〈冬〉 92

白菜の柚香和え〈冬〉 97
白菜の柚子こしょう和え〈冬〉 86
春キャベツの浅漬け〈春〉 25
春雨とわかめの酢の物〈秋〉 61
ほうれん草とキャベツのおかか和え
　〈冬〉 94
ほうれん草としめじの磯和え〈秋〉 71
ほうれん草ともやしのお浸し〈冬〉 98
ほうれん草のお浸し
　〈夏〉 48　〈秋〉 63
ほうれん草の菊花和え〈秋〉 77
ほうれん草のナムル〈冬〉 102
もやしのカレー酢〈秋〉 76
りんごとキウイフルーツの
　みぞれ和え〈冬〉 88
れんこんの甘酢炒め〈冬〉 100
れんこんの梅風味〈冬〉 91
れんこんの菊花入り甘酢〈秋〉 72
れんこんのゆかり和え〈冬〉 85
若竹ほうれん草〈冬〉 90
わかめの生姜酢〈冬〉 96
わけぎとわかめの酢味噌和え〈春〉 24

■汁　物
うぐいす椀〈冬〉 88
薄くず汁〈冬〉 93
小田巻き蒸し〈冬〉 99
かきのみぞれ椀
　〈春〉 18　〈冬〉 100
冬瓜のスープ〈秋〉 68
冬瓜のすり流し汁〈夏〉 37
吉野汁〈春〉 21

■デザート
杏仁豆腐〈夏〉 58
苺ゼリー〈春〉 34
お汁粉〈冬〉 105
オレンジヨーグルトゼリー〈冬〉 106
カスタードプディング〈冬〉 105
かぼちゃ羹〈秋〉 82
草もち〈春〉 33
栗茶巾〈秋〉 82
コーヒーゼリー〈秋〉 82
桜もち〈春〉 33
さつま芋入り蒸し羊羹〈秋〉 81

スイートポテト〈秋〉 81
スキムゼリー黒蜜かけ〈冬〉 106
茶巾かぼちゃ〈冬〉 105
チョコレートムース〈冬〉 106
豆乳ゼリー・苺ソース〈春〉 34
トマト羹〈夏〉 57
人参ゼリー〈春〉 34
ピーチゼリー〈夏〉 58
ひとくちおはぎ〈秋〉 81
フルーツ白玉〈夏〉 57
抹茶白玉〈春〉 33
抹茶ゼリー小倉添え〈夏〉 57
水羊羹〈夏〉 57
みつ豆〈春〉 34
水無月〈夏〉 58
むらさき芋の茶巾絞り〈秋〉 81
涼風ゼリー〈夏〉 58
りんごのアワアワゼリー〈冬〉 106
りんごのコンポート・
　ワインソース〈秋〉 82
わさび羹〈冬〉 105
わらびもち〈春〉 33

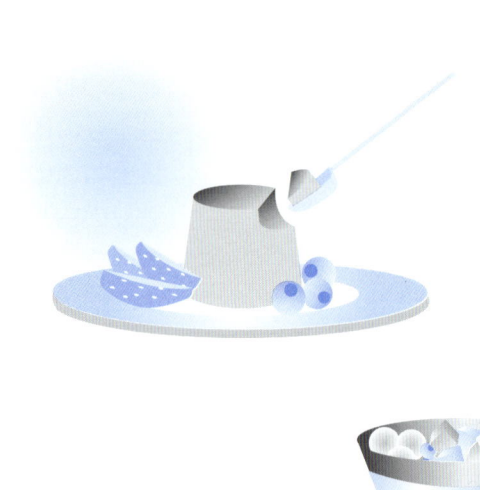

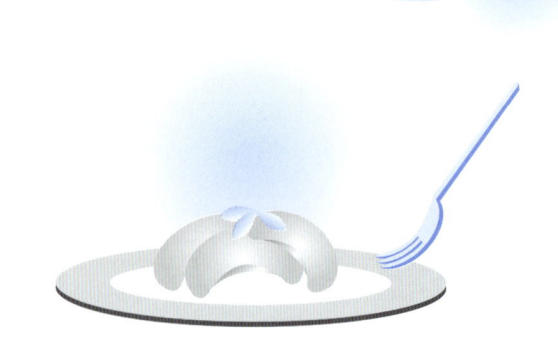

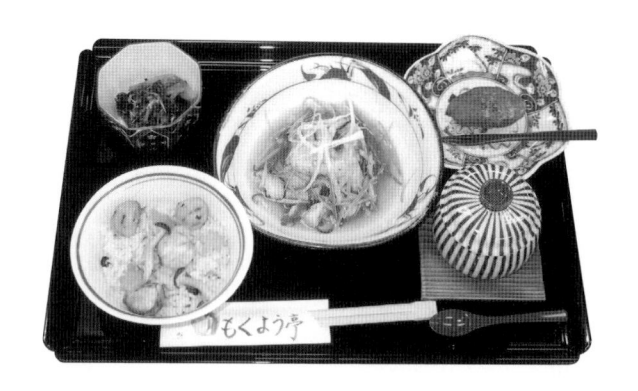

〈検印廃止〉

ようこそ もくよう亭へ
高齢者のための四季のバランスメニュー

2006年12月1日　第1版第1刷　発行

編　者	NPO法人 健康食生活サポートチーム
発行者	木村　勝子
印刷所	あづま堂印刷㈱
製本所	㈲皆川製本所
発行所	㈱学建書院

〒113-0033　東京都文京区本郷2-13-13　本郷七番館1F
TEL 03-3816-3888　FAX 03-3814-6679
http://www.gakkenshoin.co.jp
Ⓒ　Kikuko Egashira et al. 2006
本書の無断複写は、著作権法上での例外を除き禁じられています。
ISBN4-7624-0874-3